開發祖國瑰寶

傳承中醫精髓

庚寅夏月胡燦一聯並書

書能醫愚宜多讀

文可開智當深悟

歲次辛卯仲冬月胡縲照平壽之

精神障碍的中医辨析及特色疗法

胡园园　胡杰一　编著

郑州大学出版社

图书在版编目(CIP)数据

精神障碍的中医辨析及特色疗法／胡园园，胡杰一编著. — 郑州：郑州大学出版社，2022.8(2024.6 重印)
ISBN 978-7-5645-8844-1

Ⅰ.①精… Ⅱ.①胡… ②胡… Ⅲ.①精神障碍 – 辨证论治 Ⅳ.①R277.79

中国版本图书馆 CIP 数据核字(2022)第 111263 号

精神障碍的中医辨析及特色疗法
JINGSHEN ZHANG'AI DE ZHONGYI BIANXI JI TESE LIAOFA

策划编辑	李龙传	封面设计	陈 青
责任编辑	李龙传 杨 鹏	版式设计	陈 青
责任校对	刘 莉	责任监制	李瑞卿
出版发行	郑州大学出版社	地 址	郑州市大学路 40 号(450052)
出版人	孙保营	网 址	http://www.zzup.cn
经 销	全国新华书店	发行电话	0371-66966070
印 刷	廊坊市印艺阁数字科技有限公司		
开 本	710 mm×1 010 mm 1 / 16		
印 张	10	字 数	165 千字
版 次	2022 年 8 月第 1 版	印 次	2024 年 6 月第 2 次印刷
书 号	ISBN 978-7-5645-8844-1	定 价	58.00 元

前 言

余自幼耳濡目染、受家父之熏陶,对中医药学产生了极大兴趣。及至桃李年华,考入河南中医学院(现河南中医药大学)系统学习中医,兼顾西医理论。毕业后就从事中医精神病学临床工作,并用针灸、心理疗法,结合现代精神病学疗法为患者排忧解难,同时也积累了一定的临床经验。工作之余,根据中医学理论知识,结合笔者多年临床工作经验,并查阅大量有关精神病学、中医心理学及针灸学等书籍,与精神病学知名专家胡杰一院长,共同编写了这本《精神障碍的中医辨析及特色疗法》,以期推动精神障碍中医疗法的发展。

本书共有六个方面的内容:精神活动与五脏六腑的关系;中医精神障碍的病因学说;中医精神症状辨析及治疗法则;中医心理学治疗法则;针灸疗法在精神障碍的临床运用;中医心理护理法。附录最后介绍我们在国内外中医药学术会议及中医药学术刊物上发表过的有关精神障碍的论文及临床经验。

由于笔者水平所限,不当之处,敬请同道批评指正。

胡园园

2022 年 3 月

目 录

第一章
精神活动与五脏六腑的关系

第一节　精神活动与五脏的关系

一、心主神志

心主神志，即心主神明，又称心藏神。

1. 神的含义

在中医学中，神的含义主要有三。其一，指自然界物质运动变化的功能和规律，所谓"阴阳不测谓之神"（《素问·天元纪大论》）。其二，指人体生命活动的总称，一般被称为广义的神。整个人体生命活动的外在表现，如整个人体的形象以及面色、眼神、言语、应答、肢体活动姿态等，无不包含于神的范围。换言之，凡是机体表现于外的"形征"，都是机体生命活动的外在反映。其三，是指人们的精神、意识、思维活动，即心所主之神志，一般被称为狭义的神。

2. 神的生成

神是人体形体的功能或功用。由精气构成的形体是人身的根本。"生之来谓之精，两精相搏谓之神"（《灵枢·本神》）。神随着个体的发生、发育、成长、消亡而发生、发展和消亡。神由先天之精气所化生，当胚胎形成之际，生命之神也就产生了。出生之后，在个体发育过程中，神还必须依赖于后天水谷精气的充养。所以说，"神者，水谷之精气也"（《灵枢·平人绝谷》）。

神并不是超物质的东西，它的产生是有物质基础的。精气是产生神的物质基础。形具而神生,形者神之体,神者形之用。形存则神存,形谢则神灭。总之,神是物质自然界的产物,是天地间的一种自然现象。

3.心主神志的生理作用

心藏神,为人体生命活动的中心。其生理作用有二:其一,主思维、意识、精神。在正常情况下,神明之心接受和反映外界客观事物,进行精神、意识、思维活动,这种作用称为"任物"。任,是接受、担任、负载之意,即心具有接受和处理外来信息的作用。有了这种"任物"的作用,才会产生精神和思维活动,对外界事物做出判断。其二,主宰生命活动。"心为身之主宰,万事之根本"(《饮膳正要·序》)。神明之心为人体生命活动的主宰。五脏六腑必须在心的统一指挥下,才能进行统一协调的正常的生命活动。心为君主而脏腑百骸皆听命于心,心藏神而为神明之用。"心者,五脏六腑之大主也,精神之所舍也"(《灵枢·邪客》)。

4.心主神志与五脏藏神的关系

中医学从整体观念出发,认为人体的一切精神意识思维活动,都是脏腑生理功能的反映。故把神分成 5 个方面,并分属于五脏,即"心藏神,肺藏魄,肝藏魂,脾藏意,肾藏志"(《素问·宣明五气论》)。人的精神意识思维活动,虽五脏各有所属,但主要还是归属于心主神志的生理功能。故曰"心为五脏六腑之大主,而总统魂魄,兼赅意志"(《类经·疾病类》)。

心主神志与主血脉的关系:气、血、津液、精等是人体脏腑功能活动的物质基础。神志是心脏生理功能之一,心脏运送血液以营养全身,也包括为自身提供生命活动必要的物质,所以就这个意义讲,又说血液是神志活动的物质基础。故曰"血气者,人之神"(《素问·八正神明论》),"血者,神气也"(《灵枢·营卫生会》)。因此,心主血脉的功能异常,亦必然出现神志的改变。

5.心主神志与脑为元神之府的关系

脑为髓海,髓由精生,精源于五脏六腑之气血。

所以,脑的功能与五脏相关。人之灵机记性、思维语言、视、听、嗅等均为脑所主,故称脑为元神之府,脑为人体生命活动的中枢。神明之心实质就是脑。心主血,上供于脑。故心脑相系,常心脑并称,心脑同治。

人的精神、意识和思维活动,属于大脑的生理功能,是大脑对外界事物的反映。这在中医文献中早已有明确的论述。但脏象学说则将人的精神、意识和思维活动不仅归属于五脏而且主要归属于心的生理功能。所以,心主神志的实质是指大脑通过感觉器官,接受、反映外界客观事物,进行意识、思维情志等活动。因为脏象学说中脏腑的概念虽然包含着若干解剖学成分,但从主要方面看,却是一个标示各种功能联系的符号系统,是人体的整体功能模型。中医学将思维活动归之于心,是依据心血充盈与否与精神健旺程度有密切关系而提出来的。心是中国古代哲学心性论的重要范畴。"心之官则思"(《孟子·告子上》),古人以心为思维器官,故后沿用为脑的代称。心这个器官是用来思考的。心之为心,只有在人之"思"的实际活动中才有意义。血肉之心是指心之本体,神明之心则是从心之本体所产生的主体意识,实为大脑的功能。因此,中医学心的概念反映了中国传统文化中心性哲学的鲜明特色。中医学的心神论长期以来一直在指导着中医的临床实践,具有重要的科学和实践价值。

神在人体生命活动中的重要性:"得神者昌,失神者亡"(《素问·移精变气论》)。心主神志的生理功能正常,则精神振奋,神志清晰,思维敏捷,对外界信息的反应灵敏和正常。如果心主神志的生理功能异常,不仅可以出现精神意识思维活动的异常,如失眠、多梦、神志不宁,甚至谵狂,或反应迟钝、精神萎靡,甚则昏迷、不省人事等,而且还可以影响其他脏腑的功能活动,甚至危及整个生命。所以说"主明则下安……主不明则十二官危"(《素问·灵兰秘典论》),"心动则五脏六腑皆摇"(《灵枢·口问》)。清心静神可以祛病延年,防止早衰。

二、肺藏魄

肺在五行金,魄为金之精。《灵枢·本神》中说:"肺藏气,气舍魄。"魂魄合则为实,在心神主导下开展健全的精神活动;离则为虚,失去心神主导,为梦、为幻。其中,心神、魂魄的相互作用,也体现了金、木、水、火、土之间的五行制化关系。

三、脾藏意

《素问·宣明五气》曰："脾藏意。"《素问·阴阳应象大论》曰："中央生湿……在藏为脾……在志为思。""脾藏意主思"既是"五神藏"理论的重要组成部分,也是情志学说的重要组成部分,同时具有丰富的现代心理学内涵,为此本书从认知心理、情绪心理、生理心理、病理心理以及临床应用5个方面对"脾藏意主思"进行阐述,从而加深对"脾藏意主思"的理解。"脾藏意"是中医脾的藏象理论的重要组成部分,它具有丰富的现代心理学内涵,特别是从认知心理,包括认知过程,如注意、知觉、表象、记忆、思维和言语等,认为认知过程是一个信息加工的过程,包括感觉输入的编码、储存和提取的全过程。"脾藏意"的"意"出自《素问·宣明五气》中"心藏神,肺藏魄,肝藏魂,脾藏意,肾藏志,是谓五脏所藏。"

四、肝藏魂

肝藏魂指五脏精气化生的精神情志活动藏于肝。情志,即情感、情绪,是指人类精神活动中以反映情感变化为主的一类心理过程。中医学的情志属狭义之神的范畴,包括喜、怒、忧、思、悲、恐、惊,亦称为七情。肝通过其疏泄功能对气机的调畅作用,可调节人的精神情志活动。人的精神情志活动,除由心神所主宰外,还与肝的疏泄功能密切相关,故向有"肝主谋虑"(《素问·灵兰秘典论》)之说。谋虑就是谋思虑,深谋熟虑。肝主谋虑就是肝辅佐心神参与调节思维、情绪等神经精神活动的作用。在正常生理情况下,肝的疏泄功能正常,肝气升发,既不亢奋,也不抑郁,舒畅条达,则人就能较好地协调自身的精神情志活动,表现为精神愉快,心情舒畅,理智清朗,思维灵敏,气和志达,血气和平。若肝失疏泄,则易于引起人的精神情志活动异常。疏泄不及,则表现为抑郁寡欢、多愁善虑等。疏泄太过,则表现为烦躁易怒、头胀头痛、面红目赤等。故曰"七情之病,必由肝起"(《柳州医话》)。"神者之子,气者神之母,形者神之室。气清则神畅,气浊则神昏,气乱则神去"(宋代高以孙《纬略卷十》)。

肝主疏泄失常与情志失常往往互为因果,肝失疏泄而情志异常,称为因郁致病;因情志异常而致肝失疏泄,称为因病致郁。

1.肝喜条达

条达,即舒展、条畅、通达之意。抑郁,遏止阻滞。肝为风木之脏,肝气升发,喜条达而恶抑郁。肝气宜保持柔和舒畅,升发条达的特性,才能维持其正常的生理功能,宛如春天的树木生长那样条达舒畅,充满生机。肝主升发是指肝具升发生长,生机不息之性,有启迪诸脏生长化育之功。肝属木,其气通于春,春木内孕生升之机,以春木升发之性而类肝,故称肝主升发,又称肝主升生之气。条达为木之本性,自然界中凡木之属,其生长之势喜舒展、顺畅、畅达,既不压抑又不阻遏而伸其自然之性。肝属木,木性条达,故条达亦为肝之性。肝喜条达是指肝性喜舒展、条畅、畅达,实即肝之气机性喜舒畅、调畅。在正常生理情况下,肝气升发、柔和、舒畅,既非抑郁,也不亢奋,以冲和条达为顺。所以,唐容川说:"肝属木,木气冲和发达,不致遏郁,则血脉得畅"(《血证论·脏腑病机论》)。若肝气升发不及,郁结不舒,就会出现胸胁满闷、胁肋胀痛、抑郁不乐等症状。如肝气升发太过,则见急躁易怒、头晕目眩、头痛头胀等症状。肝的这种特性与肝主疏泄的生理功能有密切关系。

肝气升发条达而无抑遏郁滞,则肝之疏泄功能正常。肝主疏泄的生理功能是肝喜升发条达之性所决定的。故曰:"肝之性,喜升而恶降,喜散而恶敛"(《读医随笔·平肝者舒肝也非伐肝也》),"以木为德,故其体柔和而升,以象应春,以条达为性……其性疏泄而不能屈抑"(《内经博议》)。

2.肝为刚脏

肝为风木之脏,喜条达而恶抑郁,其气易逆易亢,其性刚强,故称。刚,刚强暴急之谓。肝脏具有刚强之性,其气急而动,易亢易逆,故被喻为"将军之官"。肝体阴用阳,为风木之脏,其气主升主动,喜条达而恶抑郁,也忌过亢。肝为刚脏系由肝体阴用阳之性所致。肝体阴柔,其用阳刚,阴阳和调,刚柔相济,则肝的功能正常。故曰:"肝为风木之脏,因有相火内寄,体阴用阳,其性刚,主动,主升,全赖神水以涵之,血液以濡之,肺金清肃下降之令以平之,中宫敦阜之土气以培之,则刚劲之质,得为柔和之体,遂其条达畅茂之性,何病之有"(《临证指南医案·卷一》)。在生理情况下,肝之体阴赖肾之阴精以涵,方能充盈,故肝之自身体阴常不足而其用阳常易亢。刚柔不济,柔弱而刚强,故肝气易亢易逆。肝气、肝阳常有余的病理特性,反映了肝脏本身具有刚强躁急的特性。故沈金鳌说:"肝……其体柔而刚,直而升,以应乎春,其用条达而不可郁,其气偏急而激暴易怒,故其为病也,多逆"(《杂病源流犀烛》)。若恣其性则恣横欺凌,延及他脏,而乘脾、犯胃、冲心、侮肺及肾,故曰肝为五脏之肝脏"体阴"的意义:①肝属阴脏的范畴,位居膈下,故属阴;②肝藏阴血,血属阴。肝脏必须依赖阴血的滋养才能发挥其正常的生理作用,肝为刚脏,非柔润不和。肝脏"用阳"的意义:①从肝的生理功能来看,肝主疏泄,性喜条达,内寄相火,主动主升,按阴阳属性言之,则属于阳;②从肝的病理变化来看,易于阳亢,易于动风。肝病常表现为肝阳上亢和肝风内动,引起眩晕、肢麻、抽搐、震颤、角弓反张等症状。气为阳,血为阴,阳主动,阴主静,因而称肝脏"体阴而用阳"。肝体阴用阳,实际上概括了肝的形体结构与生理功能的关系,也揭示了肝脏在生理及病理变化上的主要特征。由于肝脏具有体阴而用阳的特点,所以,在临床上对于肝病的治疗,"用药不宜刚而宜柔,不宜伐而宜和"(《类证治裁·卷之三》)。往往用滋养阴血以益肝或采用凉肝、泻肝等法以抑制肝气肝阳之升动过度。

3.肝气与春气相应

肝与东方、风、木、春季、青色、酸味等有着一定的内在联系。春季为一年之始,阳气始生,万物以荣,气候温暖多风。天人相应,同气相求,在人体则与肝相应。故肝气在春季最旺盛,反应最强,而在春季也多见肝之病变。证之于临床,春三月为肝木当令之时,肝主疏泄,与人的精神情志活动有关;故精神神经病变多发于春天。又如肝与酸相通应,故补肝多用白芍、五味子等酸味之品。

五、肾藏志

《素问·灵兰秘典论》中说:"肾者,作强之官,伎巧出焉。"《素问·宣明五气》则说"肾藏志"。作强有耐重劳、动作强劲有力的含意;伎巧则指精巧灵敏而言,按照中医的理论观点,肾主藏精生髓,肾气盛则精力充沛,精神旺盛,反之则健忘失聪、精神疲惫。古代的"志"通"法"《灵枢·本神》对于

"志"的解释是"意之所存谓之志"。可见肾脏所藏的志,一个是指体现大脑功能中的记忆力,另一个则指意志。意志者既是为了达到预期目的而采取自觉活动的动力,又是感知、思维等心理活动在行为上的实践。它与记忆力、精巧灵敏等都属于精神活动的范畴。

第二节 精神活动与六腑的关系

一、胆主决断

胆主决断,指胆在精神意识思维活动过程中,具有判断事物、做出决定的作用。胆主决断对于防御和消除某些精神刺激(如大惊大恐)的不良影响,以维持和控制气血的正常运行,确保脏器之间的协调关系有着重要的作用。故曰"胆者,中正之官,决断出焉"(《素问·灵兰秘典论》)。精神心理活动与胆主决断功能有关,胆能助肝之疏泄以调畅情志。肝胆相济,则情志和调稳定。胆气豪壮者,剧烈的精神刺激对其所造成的影响不大,且恢复也较快。所以说,气以胆壮,邪不可干。胆气虚弱的人,在受到精神刺激的不良影响时,则易于形成疾病,表现为胆怯易惊、善恐、失眠、多梦等精神情志病变,常可从胆论治而获效。故曰"胆附于肝,相为表里,肝气虽强,非胆不断。肝胆相济,勇敢乃成"(《类经·脏象类》)。

调节脏腑气机:胆合于肝,助肝之疏泄,以调畅气机,则内而脏腑,外而肌肉,升降出入,纵横往来,并行不悖,从而维持脏腑之间的协调平衡。胆的功能正常,则诸脏易安,故有"凡十一脏取决于胆"(《素问·六节脏象论》)之说。即所谓"十一脏皆赖胆气以为和"(《杂病源流犀烛》)。人体是一个升降出入气化运动的机体,肝气条达,气机调畅,则脏腑气机升降有序,出入有节,而阴阳平衡,气血和调;胆为腑,肝为脏,脏腑之中脏为主,腑为从;何谓"十一脏取决于胆",而不云"十一脏取决于肝"呢?因为肝为阴木,胆为阳木,为阳中之少阳。"阳予之正,阴为之主"(《素问·阴阳离合论》)。阴为阳基,阳为阴统,阳主阴从,即阴之与阳,阳为主导。胆为阳木,而肝为阴木,阳主阴从,故谓"十一脏取决于胆"。

总之,"十一脏取决于胆"旨在说明在思维活动中,肝主谋虑,胆主决断。肝胆相互为用,而非指胆具"五脏六腑之大主"的作用。胆主决断必须在心的主导下,才能发挥正常作用喜宁谧:宁谧,清宁寂静之谓。胆为清净之府,喜宁谧而恶烦扰。宁谧而无邪扰,胆气不刚不柔,禀少阳温和之气,则得中正之职,而胆汁疏泄以时,临事自有决断。邪在胆,或热,或湿,或痰,或郁之扰,胆失清宁而不谧,失其少阳柔和之性而壅郁,则呕苦、虚烦、惊悸、不寐,甚则善恐如人将捕之状。临床上用温胆汤之治虚烦不眠、呕苦、惊悸,旨在使胆复其宁谧温和之性而得其正。

二、胃与睡眠

古人有云"阳明者,胃脉也,胃者,六腑之海,其气亦下行,阳明逆不得从其道,故不得卧也""胃不和则卧不安"。顾名思义,"胃不和"意思是有胃病和胃肠不适;"卧不安"意思是睡眠不好,具有睡眠障碍。临床研究发现,患有胃食管反流、慢性胃炎、肠炎、消化性溃疡、功能性胃肠病的患者,大部分具有睡眠障碍,夜间难入睡,或睡后易醒,或醒后难入睡,睡眠时间少于4小时。从现代医学分析,人大脑中可分泌一些脑肠肽,如5-羟色胺、胆囊收缩素等,这些脑肠肽对睡眠和胃肠功能均具有调节作用。当胃肠出现疾病的时候,会影响脑肠肽的分泌与调节作用,导致失眠。同样,失眠会加重胃肠疾病。因此,失眠与"胃不和"存在密切关系。

三、奇恒之腑:脑主精神意识

人的精神活动,包括思维意识和情志活动等,都是客观外界事物反映于脑的结果。思维意识是精神活动的高级形式,是"任物"的结果。中医学一方面强调"所以任物者谓之心"(《灵枢·本神》),心是思维的主要器官;另一方面也认识到"灵性记忆不在心而在脑"(《医林改错》)。"脑为元神府,精髓之海,实记忆所凭也"(《类证治裁·卷之三》),这种思维意识活动是在元神功能基础上,后天获得的思虑识见活动,属识神范畴。识神,又称思虑之神,是后天之神;故曰"脑中为元神,心中为识神。元神者,藏于脑,无思无虑,自然虚灵也。识神者,发于心,有思有虑,灵而不虚也"(《医学衷中参西录·人身神明诠》)。情志活动是人对外界刺激的一种反应形式,也是一种精神活动,与人的情感、情绪、欲望等心身需求有关,属欲神。

　　总之,脑具有精神、意识、思维功能,为精神、意识、思维活动的枢纽,"为一身之宗,百神之会"(《修真十书》)。脑主精神意识的功能正常,则精神饱满,意识清楚,思维灵敏,记忆力强,语言清晰,情志正常。否则,便出现神明功能异常。

第二章
中医精神障碍的病因学说

第一节　七情说

"七情"系指"喜、怒、忧、思、悲、恐、惊"等精神情志(心理因素)变化的7种表现,是人体对客观外界事物的不同反映,属正常的精神活动范围,但这些精神活动过度强烈和持久时,就会影响人的生理功能,而成为致病因素。

一、喜

喜能使人兴奋,心情舒畅,气机通利。研究表明,人愉快的时候肺部、脑部血液循环状况良好。长寿老人多半是乐观的。据调查,80岁以上的老人,96%的长寿者是乐观的,是富有人生乐趣的,但过喜、狂喜则对健康有损。如旧时的"四喜"(十年九旱逢甘露,千里他乡遇故知,和尚洞房花烛夜,捐生金榜题名时)。这种狂喜,会使人精气消耗太多,精神涣散,心气弛缓,出现心悸、失眠,甚至精神失常等。所以《素问》中说:"多喜为颠。"朱震亨也说:"喜伤于心者,为颠为痫。"长篇历史小说《岳飞传》中有牛皋擒获金兀术后大笑而死的记载,《儒林外史》中有范进突闻中举而发狂的描述。同样,现实生活中"乐极生悲"者不乏其人。

二、怒

怒即俗语"生气""怒伤肝",已为人们所熟知。其实何止伤肝,怒气可引起肝气过于升发而上逆,出现胸胁胀满、目赤、头痛等。如果怒气填胸还会伤心、伤胃、伤脑,怒还可引起血压升高。心血管、脑血管出现问题,也往往源于怒气。怒气过盛甚至可以导致死亡,如《三国演义》中孔明三气周瑜的传说。

三、忧

忧是指忧愁、苦闷、担心。一个人长期苦闷忧愁,会使气机受阻,气滞郁结,常会导致喘咳、纳呆、失眠、便秘、阳痿、呕吐、癫痫等症,严重的还会导致癌症和其他疑难重症。如《素问·通平虚实论》中指出:"膈塞闭绝,上下不通,则暴忧之病也。"这显然是指食管癌。《医学正传》中指出:"多生忧郁积忿中年妇女。"由此可见平常说的"愁一愁,白了头",是有科学道理的。据史书记载,东周时代的伍子胥,因无计闯过昭关,以报楚王杀父屠兄之仇,一夜之间愁白满头青丝。另据笔者临床所见,一年轻教师,因家境贫寒,婚事不遂,整日苦闷忧愁,哀叹生活苦累,久而患上了抑郁症。上课怕见学生,走路怕碰到熟人,对家人情感淡漠,对生活丧失信心,以致整天闭门不出,甚至欲寻短见。

还有一些人,如果有一点不适,就怀疑自己是否患有某种疾病,因而产生焦虑、紧张、寝食不安,本来没有什么病,结果却弄出重病、大病来。如1959年中国医学科学院对387名高血压患者及313名正常人的调查表明,高血压患者中具有消极情绪者较正常人比例高。有的学者采用明尼苏达多项人格量表测验发现,抑郁得分高的人易患心肌梗死。

四、思

思即想也,考虑,动脑筋,我们的一切所成都是在思考中获得。但是思虑过度,则可使气机不利,胸脘闷,甚则无饥饿感,或者造成失眠等。《杂病流犀烛》曰:"思者,脾与心病……或有思虑劳伤心脾,致健忘失事,言语颠倒如痴者……"

有一位女高中生,系学生干部,成绩良好,但她升入高三后,整日沉浸在考大学,当政治家、军事家、歌唱家等的遐想中,结果导致精神失常而辍学。

五、悲

悲是指悲伤、悲痛、悲哀。如幼年丧母,中年丧偶,老年丧子;或者是失恋;或者是遭天灾人祸等,都会出现这种情绪,伤心到了极点,就变成绝望。"悲则气消",气消,即肺气消耗。过度悲哀,消耗肺气。悲不仅伤肺,又可伤心,悲伤可导致咳嗽、肺痨、失眠、食欲减退、癫痫等症。如《素问·痿论》云:"悲哀太过则包络绝,包络绝则阳气内动。发则心下崩。"悲痛欲绝,还能引起昏厥或突然死亡。如一六旬老妇,因去其母坟前烧纸,悲痛太过而死亡。

六、恐

恐俗称"害怕",心里慌张不安,疑虑不定。"恐则气下",恐惧过度则耗伤肾气,使精气下陷不能上升。出现大小便失禁、遗精、滑精等症状,严重的也会发生精神错乱、癫痫或惊厥等重症。

有一男子,因偷物被捉,失主说:"吊起来打。"刚缚其手,即急呼:"我要拉屎……",言未已,便已至。另有,笔者曾诊一青年男子,他形体壮实,偶有梦遗,实属精满自溢正常之象,但他不知道,以为自己得了什么大病,整日恐慌不安,以致滑精频作,延期数月,面容日渐憔悴。后经过精神治疗才得以好转。

七、惊

惊乃指突然遇到意外,非常事变,心理上骤然紧张。如耳闻巨响,目睹怪物,甚至做噩梦都会受惊。惊则气乱,大惊则气机紊乱,气血失其调和,出现心神不安,甚则精神错乱等症状。有因大惊而致癫痫者,亦有因大惊而致精神失常者。如一女孩,突闻巨响而惊昏于地,过了很久,方渐苏醒,以后一遇惊扰,即昏倒,经查被确诊为癫痫。另有一男性农民,拉车经过一座铁塔前,因走路急,当时没有注意,及至塔脚下,蓦然翘手观望,见塔"欲倾",遂惊叫一声"塔倒了……",狂奔数丈远,后即精神失常,终日惶惑,反复念叨"塔倒了……"。《三国演义》里载:刘备兵败,赵云怀抱幼主突出重围,到长板桥旁由张飞接应。张飞手执长矛,对着追赶而来的百万曹军一声狮子吼:"谁敢与我决一死战?"喊声未已,曹军夏侯杰吓得胆肝俱裂,死于马下。

第二节　六淫说及其他因素

一、六淫说

六淫侵袭可引发精神病的发生。六淫即风、寒、暑、湿、燥、火,是自然界气候自然发生的现象,一般并不致病,称为六气。只有在气候失常的情况下,才可致病故又称六淫。六淫当中与精神疾病有关的主要是风、暑、火3种。《素问》有"伤于风者,上先受之"和"诸燥狂热皆属于火"的理论。《诸病源候论》有"狂病者,由风邪入并于阳所为也",《千金方》有"风入阳经则狂,入阴经则癫",《景岳全书》有"凡狂病多因于火……"等之说。但无论是"风、暑",还是"燥、火",总在人体虚弱时,才可乘虚而入致病。但"火热过亢"目前仍被视为病因病机的重要方面。

二、其他因素

乱投药石、饥饱、劳倦、外伤、"遗传胎病"及躯体疾病等也可精神失常。如葛洪的《肘后备急方》有"食莨菪令人狂";《巢氏病源》有"不能语候:由在胎内之时,其母卒有惊恐,内动儿脏,邪气乘其心,令心气不和,至四、五岁不能言语也"等叙述。

第三章

中医精神症状辨析及治疗法则

第一节 狂 证

狂证,是指神志失常,狂乱不安,妄作妄动,骂詈歌笑,喧扰不宁而言。俗称"武痴""发疯"。

1. 常见证候

(1)痰火上扰发狂:起病较急,狂躁易怒,妄作妄动,叫骂不休,毁物殴人,头痛失眠,面红目赤,大便秘结,舌质红,苔黄腻,脉弦滑数。

(2)阳明热盛发狂:面赤而热,妄见妄言,弃衣而走,登高而歌,逾垣上屋,或数日不食。腹满不得卧,便秘、尿黄,苔黄,脉沉数有力。

(3)肝胆郁火发狂:心神烦乱,神不守舍,狂躁易怒,言语失常,或咏或歌,或言或笑,惊悸不安,胸胁胀痛,舌红苔黄,脉弦数。

(4)瘀血内阻发狂:胸中憋闷,精神不宁,时而言语不休,时而沉默寡言,甚则终日骂詈,狂扰不安,少腹胀满坚硬,疼痛拒按,舌质红紫或见瘀斑,脉沉实有力。

2. 辨析

(1)阳明热盛发狂与肝胆郁火发狂:二者皆因火所致,但病位不同。阳明热盛发狂,是邪热内传阳明,热结阳明所致。《素问·阳明脉解》曰:"四肢者诸阳之本也,阳盛则四肢实,实则能登高也。热盛于身,故弃衣欲走也……阳盛则使人妄言骂詈,不避亲疏,而不欲食,不欲食,故妄走也。"《素问·厥论》曰:"阳明之厥,则癫疾欲走呼,腹满不得卧,面赤而热,妄见而妄言。"故以面赤不热、腹满不得卧、妄见妄言、弃衣欲走、不避亲疏、不欲食为辨证要点,以清泄阳明为治,方选凉膈散或大承气汤等。

　　肝胆郁火发狂,是因七情内伤,肝胆气滞,气郁化火,上扰神明所致。心神受扰,则心神烦乱,神不内守则言语失常,或咏或歌,或言或笑;心神不安,则或惊或悸;肝胆气滞则胸胁胀痛。故以心神烦乱、言语无伦、惊悸不安、胸胁胀痛、脉弦数为辨证要点,治宜清疏肝胆,方选龙胆泻肝汤合丹栀逍遥散。

　　(2)痰火上扰发狂与瘀血内阻发狂:一因于痰,一因于瘀。痰火上扰发狂,是因心胃火盛,灼津为痰,痰火搏结,上蒙心窍所致。以狂躁易怒、毁物殴人、舌苔黄腻、脉弦滑数为辨证要点,治宜祛痰降火,方选礞石滚痰丸。

　　瘀血内阻发狂,乃邪热入里,血热互结,上扰神明所致。以如狂发狂、少腹坚硬、痛而拒按、舌质红紫或有瘀斑为辨证要点,治以泻热破瘀,方选桃仁承气汤或抵当汤。

　　"帝曰:有病怒狂者,此病安生? 岐伯曰:生于阳也。帝曰:阳何以使人狂? 岐伯曰:阳气者,因暴折而难决,故善怒也,病名曰阳厥。帝曰:何以知之? 岐伯曰:阳明者常动,巨阳少阳不动,不动而动大疾,此其候也。帝曰:治之奈何? 岐伯曰:夺其食即已,夫食入于阴,长气于阳,故夺其食即已。使之服以生铁落为饮,夫生铁落者,下气疾也。"(《素问·病能论》)

　　"癫狂,心与肝胃病也,而必挟痰挟火。癫由心气虚。有热,狂由心家邪热,此癫狂之由。癫属腑,痰在包络,故时发时止;狂属脏,痰聚心主,故发而不止,此癫狂之属。癫之患虽本于心,大约肝病居多;狂之患固根于心,而亦因乎胃与肾,此癫狂兼致之故。"(《杂病源流犀烛·癫狂源流》)

第二节　癫　证

　　癫证,是神志异常的一种表现,其病始发表现为情志不乐,不久则神痴而语无伦次。《寿世保元》曰:"癫者,喜笑不常,颠倒错乱之谓也。"

　　本症首见于《黄帝内经》,《素问·奇病论》《灵枢·癫狂》中都有论述。古代对癫痫未明确区分为二症,《诸病源候论·卷四十五》曰:"十岁以上为癫,十岁以下为痫"。《景岳全书·癫狂痴呆》曰:"癫即痫也,观内经所言癫证甚详,而痫则无辨,即此可知。"后世则将发作无时,发时抽搐昏扑、口吐白沫,醒后神智如常者称为痫证而与癫证相区别。本节仅对癫证进行讨论。

1. **常见证候**

(1)痰气郁结发癫:表现为精神抑郁,表情淡漠,目光发呆,举止失常,或哭笑无常,语无伦次,或喃喃自语妄见妄闻,好扮鬼脸,沉默不语,兼有心烦易怒,寐不安宁,生活懒散,饮食少思,舌苔薄腻,脉多弦滑。

(2)心脾两虚发癫:表现为呆若木鸡,反应迟钝,神思忧惚,心悸易惊,感情衰退,善悲欲哭,肢体困乏,秽洁不知,面色少华,饮食减少,舌质淡,脉细弱。

2. **辨析**

(1)痰气郁结发癫:多由思虑太过,所求不得;或因惊恐,气血逆乱,气滞津聚,结而成痰,痰迷心窍,神明不用所致。如《景岳全书·癫狂痴呆》说:"癫病多由痰起,凡气有所逆,痰有所致,皆能壅闭经络,格塞心窍。"辨证要点除有神志异常、语笑不休外,因痰浊中阻,故不思饮食,舌苔薄腻;痰气郁结,则脉多弦滑。治宜理气解郁、涤痰开窍。方选温胆汤加石菖蒲、远志、郁金等,若病重者,可用三圣散涌吐。

(2)心脾两虚发癫:多因病延日久,心脾耗伤,脾伤则气血来源不足,心伤则心神失养,神不守舍,遂致发癫。辨证要点为神思恍惚,痴呆迟钝,面色少华,舌淡脉细。治宜养心安神、健脾益血。方选养心汤。

《临证指南医案·癫痫》曰:"癫由积忧积郁,病在心脾胞络,三阴蔽而不宣,故气郁则痰迷,神志为之混淆……癫之实者,以滚痰丸开痰壅闭,清心丸泄火郁勃。虚者当养神而通志,归脾、枕中之类主之。"

《证治汇补·癫狂》曰:"有视听言动俱妄,甚则能有平生未见闻事,及五色神鬼,此乃气血虚极,神光不足,或挟痰火,壅闭神明,非真有祟也,宜随症治之。"

第三节 痫 证

痫,俗称"癫痫"。大发作时的特征为猝然昏倒,不省人事,手足搐搦,口吐涎沫,两目上视,喉中发出如猪、羊等叫声,醒后疲乏无力、饮食起居一如常人,时发时止,发无定时,小发作则表现为瞬间的神志模糊,可出现眼睛直视,一时性失神,或口角牵动、呲嘴等动作。

痫,首先见于《素问·大奇论》和《灵枢·经脉》。但历代文献中有称"癫"者,如《素问·奇病论》中的"癫疾"、唐代《千金要方》中的"五癫",皆指痫而言,明代《济生方》中又有"大人曰癫,小儿曰痫,其实一疾"。叶天士则言"癫病,证有不同",同现代说法一致。

痫证与"痉"症、中风、小儿"急惊""慢惊风"等病症,临床均有猝然昏倒、不省人事、抽搐、角弓反张等症状,但痫证发作时有仆地作声、口吐白沫等症状,且有反复发作不已的病史,这些特点可与上述病症相区别。正如王肯堂《证治准绳·幼科》所说:"痫病与猝中痉病相同,但痫病仆时,口中作声,将醒时吐涎沫,醒后又复发,有连日发者,有一日三五发者。中风、中寒、中暑之类,则仆时无声,醒时无涎沫,醒后不再发。痉病虽亦时发时止,然身强直,反张如弓,不如痫之身软,或如猪犬牛羊之鸣也。"

1. 常见证候

(1)痰火痫:突然昏倒,四肢抽搐,口吐黏沫,气粗息高,直视,或口作五畜声,魂梦惊惕,胸膈阻塞;情怀抑郁、胁肋胀痛,心烦失眠,头痛目赤,面红,口苦,便秘,尿赤。发无定时,或一日三五发,或数日数月后再发,醒后疲乏,余如常人。往往情绪易于波动,一触即发。舌质红,苔黄腻,脉弦滑数有力。

(2)风痰痫:发作前每有短时头晕,胸闷、泛恶,随即猝然仆倒,不省人事,手足搐搦强直,两目上视,口噤,口眼牵引,喉中发出五畜之声,将醒之时,口吐白沫或流清涎,醒后唯觉疲惫不堪,有时醒后又发,时发时止,或数日数月再发,疲劳时发作更频,每于感寒则易诱发,体壮者脉多滑大,舌苔白厚腻。

（3）痰瘀痫：发时头晕头疼，旋即尖叫一声，瘛疭抽搐，口吐涎沫，脸面口唇青紫，口干但欲漱水不欲咽，有颅脑外伤病史，每遇阴雨天易发，舌质紫有瘀点，脉弦或弦涩。

（4）血虚痫：痫厥屡发，发前头晕心悸，手足搐动，发时突然昏倒，不省人事，口噤目闭，吐白沫，抽搐时间长短不定，醒后如常人，伴见心悸怔忡，双目干涩等症状，或于月经期前后则发作频繁，唇甲淡白，脉细滑，舌质色淡或舌尖红，苔薄白少。

（5）肾虚痫：反复发作数年不愈，突然昏倒，神志昏愦，面色苍白，四肢抽搐，或头与眼转向一侧，口吐白沫，二便自遗，出冷汗继则发出鼾声而昏睡，移时渐渐苏醒，平素或腰膝酸软，足跟疼，或遗精阳痿早泄，或白带多，甚或智力减退，脉沉细滑，舌质淡、苔薄少。

2. 辨析

（1）痰火痫与风痰痫：痰火发痫，多因大惊卒恐，或嗜酒肥甘，痰热内生，惊恐则气下气乱，郁怒则肝失条达，气郁化火，灼炼津液成痰，若偶遇恼怒，痰随火升，上扰于胸，心神被蒙，发时突然昏倒，口吐涎沫，此为肝胆火旺，病火蒙窍。而风痰痫之发病，则多因脾虚痰盛，痰聚而气逆不顺，气机升降失调，清阳不得上升，浊阴不得下降，痰蒙清窍所致，故发作前有短时头晕，每于感寒或饮食后易诱发。其与痰火痫的不同点是没有火热之象，发作时口吐白沫或清涎是风痰的特点；而痰火发痫则口吐黏涎，系火热煎熬痰液之故。前者舌质红苔黄腻，脉弦滑数有力；后者舌苔白厚腻而不黄，脉滑而不弦不数。痰火痫治以消热涤痰，方用礞石滚痰丸；风痰痫，治以温化风痰，方选星香二陈汤。

（2）痰瘀痫与风痰痫：痰瘀痫为瘀血挟痰，上扰神明。其发生多有颅脑外伤，或小儿娩时产钳伤及头颅，或其母孕时跌伤，或情怀郁闷不畅，气滞血瘀等，皆可致瘀血内生。若瘀阻于上，脑络闭阻，虚风随生，则发作前多有头痛，若瘀血挟痰上冲于头，则神志被蒙，遂发痫证。本症与风痰不同点是常有头颅外伤史，面唇紫、舌质紫有瘀斑等瘀血特征。治以化瘀涤痰为主，方用黄芪赤风汤合龙马自来丹。

（3）血虚痫与肾虚痫：血虚痫每因血虚风动，诱发痫证发作，多伴有心肝血亏之象，如心悸怔忡、目干涩、脉细、苔薄少等。肾虚痫多痫证已久，肾气大伤，《素问·大奇论》中"二阴急为痫厥"，二阴即指足少阴肾。或由先天不足，自幼"胎病"，病延日久，精气日衰，皆可导致肾气不足，每发一次，正气日耗正不胜邪，发作日益频繁，甚至一日数次发作。肾开窍于二阴，肾司膀胱开阖，肾气受伤，开阖失司，每于发作时二便失禁自遗。它同血虚痫不同点，在于兼见腰膝酸软、智力迟钝，或遗精、阳痿、早泄，或白带绵绵等肾虚症状。痫病久发不愈，多由实转虚，常见血虚或肾虚，而最终多转为肾虚，治疗时不可因挟实而妄用克伐。《古今医案按》曰："癫狂实者八九，痫证虚者八九也。"血虚发痫治以养血缓肝，佐化风痰，方选滋阴宁神汤。痫证已到肾虚地步，非一般补肾之品所能挽治，常须投以河车丸等血肉有情之品，方可见功。

《素问·大奇论》曰："心脉满大，痫瘛筋挛，肝脉小急，痫瘛筋挛。"

《证治准绳·幼科》曰："平旦发者是少阳，晨朝发者是厥阴，日中发者是太阳，黄昏发者是太阴，人定发者是阳明，半夜发者是少阴，煎药中名加引经药。"

第四节　善　惊

善惊，是指遇事容易惊吓，或经常无故自觉惊慌，心中惕惕然不安。本出《素问·至真要大论》。《灵枢·百病始生》又称其为"喜惊"。

本症与心悸、怔忡颇为相似，但惊悸是阵发性心悸不宁，《证治汇补》有"惊悸者，忽然若有惊，惕惕者心中不宁，其动也有时"；怔忡多呈持续性发作心悸不宁，《证治汇补》曰："怔忡者，心中惕惕然，动摇不静，其作也无时"，故怔忡较惊悸重，常是惊悸的发展，惊与悸虽同为阵发性心慌，但惊者胆小脆弱，每由见闻诱发。《类证治裁》曰："惊者，神气失守，由见闻夺气，而骇出暂时也"，而悸则不然，亦应区分。本条主要讨论善惊，悸与怔忡则不属本条讨论范围。

1. 常见证候

（1）心胆气虚善惊：气短乏力，语言低微，胆怯怕事，心慌易惊，少眠多梦，舌质淡，苔薄，脉弱。

（2）阴血不足善惊：虚烦失眠，潮热盗汗，手足心热，遇事易惊，面色无华，舌红少若，脉细。

（3）痰火扰心善惊：心烦意乱，夜寐易惊，口干口苦，舌质色红，苔黄厚腻，脉滑数。

（4）心火旺盛善惊：面红目赤，口舌生疮，烦躁易惊，舌红脉数。

（5）肝郁血虚善惊：胸胁胀满，情怀不舒，烦躁易怒，遇事易惊，面色爪甲苍白，舌苔薄，质暗或淡，脉细弱。

2. 辨析

（1）心胆气虚善惊：心为君主之官，神明出焉，胆为中正之官，决断出焉。心气安逸，胆气不怯。若因事有所大惊，或闻虚响，或见异相，或思想无穷，梦寐不解，致胆气受损，心神不宁，触事易惊，发则坐卧不安，心慌怕事。《寿世保元》曰："惕然而惊……，心下怯怯，如恐人捕，皆心虚胆怯之所致也"；《医宗必读》曰："愚按外有危险，触之而惊，心胆强者，不能为害，心胆怯者，触之易惊"。其临床辨证要点是：善惊兼见气短，自汗乏力，面色㿠白，脉弱等心气不足及平素胆小怕事，遇事优柔寡断等胆虚证候。治宜益气养心、化痰温胆，方选四君子汤、温胆汤。《血证论》云："胆气不壮，易发惊惕，桂枝龙骨牡蛎甘草汤主之。"

（2）阴血不足善惊：人之所主者心，心之所养者血，心血一虚，心神失守，易发惊骇，而心之虚，无不由于肾精之虚，阳统于阴，心本于肾，上不安者由于下，此精血互根之理。《类证治裁》曰："如三阴精血亏损，阴中之阳不足，而怔忡惊恐。"其临床辨证要点是，善惊兼见阴虚内热的潮热盗汗，五心烦热，入夜口渴，以及血虚失荣的面色无华、指甲苍白等症，舌淡或红，苔薄或无苔，脉细数无力。治宜滋阴养血、安神宁心，方选归芍地黄汤。本证与心胆气虚易惊虽同属虚证，但一为阳气不足，一为阴血亏虚，临床表现明显不同，自易鉴别。

（3）痰火忧心善惊：素体痰盛或暴怒伤肝，气郁化火，灼津成痰，痰火上扰,心神不安,遇事易惊。《红炉点雪》曰:"惊者……,痰因火动"。本证与阴血不足易惊,虽均见热象,但虚实有别。其临床辨证要点是,善惊而兼性急多言,甚则躁狂,头昏头痛,口苦舌红,苔黄厚腻,脉弦滑数等实火挟痰证候。治宜清心豁痰,方选黄连温胆汤。

(4)心火旺盛善惊:"疼酸惊骇,皆属于火"(《素问·至真要大论》)。惊病在心,多因有实火,火盛血乱,神无所舍,而发生惊搐,以小儿为多见。本证与痰火扰心善惊,有明显的热象,但痰火扰心以痰为主,舌苔必厚腻而黄,心火旺盛则以火为主,故其床辨证要点是:善惊而兼见口舌生疮,口渴欲冷饮,舌苔薄黄。治宜清心泻火,方选心导赤散。

(5)肝郁血虚善惊:肝郁不舒,化火灼津,肝血受损,则心血亦亏,致肝不藏魂,心不主神,神魂散乱,遇事易惊。《血证论》曰:"血家病惊";《脉因症治》曰:"因血虚,肝主血,无血养则不盛,故易惊"。本症与阴血不足善惊均可见面色、指甲苍白,脉细,其临床辨证要点是:兼见肝郁不舒,胸胁胀满,虚烦易怒,月经不调,苔薄舌色暗或淡,脉细弦,与阴血不足善惊而表现阴虚内热等症不同。治宜养血疏肝、理气、宁神,方选丹栀逍遥散加减。

善惊一症临床较多见,引起善惊的病因病机也多种多样,除了上述论述外,古代医书还载有"阳明厥逆……善惊"(《素问·厥论》);"诸水病者,卧则惊"(《素问·评热病论》);"二阳急为惊"(《素问·大奇论》)。这里未曾论及,临床需详加辨析,审证求因,采取适当的治法。

《寿世保元》曰:"怔忡惊悸健忘三症,名异而病同。"

《素问·阳明脉解》曰:"足阳明之脉病,恶人与火……故闻木音而惊者,土恶木也。"

第五节　善　喜

善喜,是指未遇喜乐之事,或非高兴之时,而经常无故喜笑不休。

本症,《灵枢·经脉》称为"喜笑不休";《灵枢·本神》称为"笑不休",又称为"善笑"。

1. 常见证候

（1）心火炽盛善笑：时时发笑，甚或狂言乱语，心烦躁动，口渴喜饮，口舌生疮，面赤舌红，脉数。

（2）水火不济善笑：时善喜笑，腰膝酸软，失眠多梦，五心烦热，遗精耳鸣，舌红少苔，脉细数。

（3）痰火扰心善笑：狂笑不休，烦躁口苦，心悸健忘，夜寐易惊，舌苔黄腻，脉数。

（4）肝郁火旺善笑：喜怒无常，时时无故发笑，胸胁胀满，性急暴躁，恶梦纷纭，舌红，脉弦数。

2. 辨析

（1）心火炽盛善笑：属实证，即《灵枢·本神》所云"心主脉……实则笑不休"；《寿世保元》"喜笑不休者，心火炽盛也"。心在志为喜，在声为笑，若心火过旺，神无所舍，则喜笑异常，刘河间也说："善笑者，皆心火之盛也。五行之中，唯火有笑，若治人笑不休口流涎，用黄连解毒汤加半夏、姜汁、竹沥，而笑止。"临床辨证要点是：喜笑不休兼见口舌生疮、口渴欲冷饮、舌尖红赤等心火旺之证候，治宜清泻心火，方用黄连解毒汤或泻心汤。

（2）水火不济善笑：属虚证，多因肾水亏涸，水不济上，心火上浮，心神失守而致善笑。其临床辨证要点是：喜笑不休兼见腰膝酸软，潮热盗汗，遗精耳鸣，舌红苔少，脉细数无力等肾阴不足之候。治宜益肾壮水、滋阴降火，方选六味地黄汤，即王冰所谓"壮水之主以制阳光"之意。

（3）痰火扰心善笑：多因情志不遂，郁而犯脾碍胃，聚湿生痰，痰郁化火，上扰心窍，蒙弊神明，失其所主，故表现为喜笑。其临床辨证要点是：虽有心烦、躁动、舌红、脉数等热象，但笑而口流涎沫，且舌苔必黄厚腻，治宜涤痰降火、清心安神，方选加味温胆汤。《类证治裁》医案有"王氏，独言独笑，痰多气郁，用温胆汤，降涤扰心涎沫，数服效"的记载。

（4）肝郁火旺善笑：肝气宜畅达，恶抑郁，若因所愿不遂，怒伤肝，则疏泄失司，气机瘀滞，郁久化火，木火与心火相通，心肝火旺，致神魂失守，喜笑不休。《类证治裁》医案载："王，因郁发狂，笑言善怒，面赤目红，脉洪大，此阳气暴折，因怒触发，木火失制，热痰上乘心包，名曰阳厥。"其临床辨证要点是:善笑兼见胸胁支满或串痛,急躁易怒,两目红赤,脉弦数有力等肝郁不舒化火之象。治宜舒肝理气、清火泄热,方选泻青丸,或龙胆泻肝汤。

《千金要方·惊悸》曰:"心声笑……其老喜。"所以,善笑多为心病,但与痰火、肝郁、水火不济等有关,而以实证为多见。

《素问·五常政大论》曰:"赫曦之纪……其病笑疟疮疡,血流狂妄,目赤。"

《灵枢·本神》曰:"肺喜乐无极则伤魄。"

《类证治裁》医案:"少年情怀不遂……独言独笑……自属肝胆火逆,直犯膻中……"

第六节　善　悲

善悲,是指未遇悲哀之事,经常悲伤欲哭,不能自制的症状而言。

本症,《灵枢·五邪》称为"喜悲"。《金匮要略》称"喜悲伤欲哭"。

悲伤出于心肺,《灵枢·本神》称"心气虚则悲";《素问·宣明五气》称"精气并于肺则悲"。悲为肺之志,悲则气消,过分的悲伤最易引起其他脏腑的功能失调而产生病变,《灵枢·本神》曰:"肝悲哀动中则伤魂";《素问·痿论》曰:"悲哀太过则包络绝,包络绝则阳气内动,发则心下崩。"

1. 常见证候

(1)心肺气虚善悲:心慌气短,咳嗽声低,动则自汗,善悲欲哭,舌淡苔薄,脉弱。

(2)脏躁善悲:心烦不得眠,坐卧不安,悲伤欲哭,甚则精神失常,大便秘结,舌红少津,脉细。

2. 辨析

(1)心肺气虚善悲与脏躁善悲:皆为虚证,症见善悲欲哭。但心脏气虚善悲多因过劳伤气,或后天生化不足致心肺气虚。临床辨证要点为:善悲兼见气短懒言,动则自汗,心慌食少等气虚证,治宜补益心肺之气,方选四君子汤,补中益气汤。而脏躁善悲即如《金匮要略·妇人杂病脉证并治第二十二》云：“妇人脏躁，喜悲伤欲哭，象如神灵所作，数欠伸，甘麦大枣汤主之。”证由思虑过度，情志抑郁，心脾受损，心阴不足，血不养心，脾运失健，生化无源，致诸脏失荣。故临床辨证要点是：善悲兼见精神恍惚，虚烦不寐，潮热盗汗，悲伤欲哭，不能自主，甚则哭笑无常等。治宜养阴润燥，方选甘麦大枣汤加白芍、茯神、酸枣仁、龙齿、五味子等。

（2）善悲以虚证居多，气血不足，脏阴内亏，致心不主神、肺不藏魄，易表现情绪低落而善悲。

《素问·五常政大论》曰：“伏期之纪，其病昏惑悲忘，从小化也。”

《素问· 至真要大论》曰：“太阳之复，甚则入心，善忘善悲。”

《灵枢·厥病》曰：“厥头痛，心脉痛，心悲善泣，视头动脉反盛者，刺尽去血，后调足厥阴。”

第七节 善 恐

善恐，是指未遇恐惧之事而产生恐惧之感，终是神志不安，如人将捕。

1. 常见证候

（1）肾精不足善恐：腰膝酸软，精神不振，心慌善恐，遗精盗汗，失眠虚烦，苔少质红，脉细弱。

（2）气血虚弱善恐：身倦乏力，自汗气短，心慌心悸，触事易恐，面色无华，舌淡苔薄，脉细弱。

（3）肝胆不足善恐：两胁不舒，遇事数谋寡断，虚怯善恐，苔薄质淡，脉弱。

2. 辨析

（1）肾精不足善恐：恐为肾志，若因久病失精，房劳过耗，精气内亏，表现善恐。《灵枢·经脉》曰：“肾足少阴之脉……气不足则善恐。”临床辨证要点是：善恐兼见腰膝酸软，精神萎靡，虚烦盗汗，潮热遗精，脉微弱等肾虚证候。治宜补肾益精，方选六味地黄汤加远志、枸杞，肾阳虚加鹿角、肉桂。

（2）气血不足善恐：心主神，神失血气以养则善恐，《素问·四时刺逆从论》曰:"血气内却,令人善恐";而多恐又易伤神,《灵枢·本神》曰:"神伤则恐惧自失"。临床辨证要点是:善恐兼见气短,自汗乏力,面色无华,脉弱等气弱血虚之象,治宜补益气血,方选远志丸合八珍汤。本证与肾精不足善恐虽同属于虚证,临床均可见精神不足,倦怠乏力,面色无华,脉弱善恐,但肾精不足善恐以兼见肾虚证候为主,气血不足善恐以心神失养为主,不难鉴别。但由于精、气、血相互转化,故肾精不足善恐与气血不足善恐在临床既能单独存在,又能相互转化或交互并见。

(3)肝胆不足善恐:肝藏血舍魂,随神而往来者谓之魂,若素体虚弱,精不化气,肝胆不足则肝不藏魂,胆失决断,遇事善恐。《诸病源候论》曰:"肝虚则恐……心肝虚而受风邪,胆气又弱,而为风所乘,恐如人捕之。"其临床鉴别要点是:以善恐兼见两胁不适,平素胆小怕事,遇事多忧虑寡断为特点。治宜补益肝胆,方选补胆防风汤。

总之,恐以虚证居多,乃精血不足之症,非阳气有余之候,恰与善怒相反。

《素问·调经论》曰:"血有余则怒,不足则恐。"

《素问·宣明五气论》曰:"胃为气逆,为哕,为恐。"

《医宗金鉴·杂病心法》曰:"恐畏不能独自卧,胆气虚法用仁熟散,柏仁地枸味萸桂,参神菊壳酒调服。"

第八节 善 怒

善怒,是指无故性情急躁,易于发怒,不能自制,又称"喜怒""易怒"。

1. 常见证候

(1)肝郁气滞善怒:胸胁胀痛或串痛,善太息,急躁易怒,心情不舒,脉弦有力。

(2)肝胆火旺善怒:胸胁满闷,口苦口渴,夜寐梦多,烦躁易怒,舌红,脉弦数有力。

(3)脾虚肝乘善怒:身倦乏力,食少飧泄,腹胀腹痛,两胁胀满,心烦易怒,脉弦无力。

(4)肝肾阴虚善怒:腰膝酸软,潮热盗汗,五心烦热,少寐多梦,胸胁不舒,舌红苔少,脉细数。

2. 辨析

(1)肝郁气滞善怒:《素问·灵兰秘典论》有"肝为将军之官,谋虑出焉"一说,木性本直,其势必伸,稍有抑郁则不能遂其畅达之性,因激而为怒,所以情怀不遂,思虑过度,所愿不得,均可导致肝郁不舒,肝气上逆,忿怒由生。《素问·四时刺逆从论》曰:"血气上逆,令人善怒"。临床辨证要点是:善怒兼见两胁胀满,喜太息等气机不利证候,且多因突然的精神因素刺激,怒不可遏而突然昏倒。《素问·生气通天论》曰:"大怒则形气绝,而血菀于上使人薄厥",脉弦有力。治宜舒肝理气,《素问·六元止气大论》,"木郁达之"之意,方选达郁汤、解怒平肝汤。

(2)肝胆火旺善怒:肝胆属木主相火,若肝郁化火,或饮酒过度,嗜食辛辣,壅热化火,皆可引动肝胆火旺,致肝失疏泄,胆火上逆而善怒。其临床辨证要点是:善怒兼见气火炎上之目赤目眩,耳鸣如潮或头昏胀痛,口苦面赤等症状;又因肝脉绕阴器,肝胆火旺而见阴肿、溲赤、混浊、便秘、脉弦数有力等症状。治宜清泄肝胆,方选龙胆泻肝汤。

(3)脾虚肝乘善怒:脾属土,肝属木,脾土赖肝木之疏达方能维持正常运化,但肝木过旺又易克脾致脾不健运;若脾虚更易招致肝木相乘,遂成土虚木贼之候。临床辨证要点是:善怒与脾虚失运之食欲减退,大便稀溏,腹胀乏力及肝木横逆之两胁胀满,脘闷欲呕,腹痛口苦等症并见。治宜扶土抑木,方选香砂六君子汤,痛泻要方。《景岳全书·论治》曰:"肝木之气必犯脾土,而胃气受伤,致碍饮食……此所以不必重肝,而重当在脾也。"

(4)肝肾阴虚善怒:乙癸同源,若素体肾阴不足,水不涵木,阴不潜阳则肝阳上亢,令人眩晕易怒。临床辨证要点是:善怒兼见腰膝酸软,潮热盗汗,五心烦热,脉细数,舌红少苔等肾阴虚亏之症,治宜滋补肝肾,方选杞菊地黄丸。

《难经》曰:"假令得肝脉,其外证善洁面青善怒",故凡善怒者,均与肝病有关,但临床施治要注意辨别虚实、标本。

《素问·调经论》曰:"肝藏血,血有余则怒""血并于上,气并于下,心烦惋善怒"。

《灵枢·本神》曰:"肾盛怒而不止则伤志。"

《素问·气交变大论》曰:"岁木太过,民病善怒。"

第九节　善忧思

善忧思,是指未遇忧愁之事,而经常反复思虑绵绵,忧郁不解,闷闷不乐。

1. 常见证候

(1)心脾气结善忧思:情怀不舒,终日思虑,胃脘胀闷,不欲饮食,夜难入寐,苔白质暗,脉弦。

(2)肺气不足善忧思:胸闷气短,精神不振,忧虑寡言,舌淡苔薄,脉弱。

2. 辨析

(1)心脾气结善忧思:多由于过度的劳心或精神刺激,心怀不舒,或疑难欲解,终日思虑,致气滞不畅。《灵枢·本神》曰:"愁忧者,气闭塞而不行。"《素问·痹论》曰:"淫气忧思,痹聚在心。"《普济方》认为"多思气结"。其临床辨证要点是:善忧思兼见气机不利之胸脘满闷,脾失健运之不欲饮食,甚则无饥饿感以及因过度思虑而失眠等。《杂病源流犀烛》曰:"思者,脾与心病……或有劳心思虑,损伤精神,致头眩目昏,心虚气短,惊悸烦热者,有思虑伤心,致心神不宁,而不能寐者……有因思劳伤心脾,致健忘失事,言语颠倒如痴者……"治宜补益心脾,方选归脾汤加郁金、香附等。

(2)肺气不足善忧思:多因素体虚弱,生化不足或悲伤过度,悲则气消,致肺气不足,肺主气,若肺气不足,宣肃无能,气机每易郁滞。其临床辨证要点为:忧思欲悲,胸闷气短,神疲乏力,脉弱舌淡,或咳声低微等,治宜补益肺气,方选补肺汤加白术、陈皮等。

善忧思在临床上以精神因素致病居多,辨证论治固然重要,但还必须配合精神安慰疗法。

《丹溪心法》曰:"有思虑便动,属虚。"

《杂病源流犀烛》曰:"内经曰,肺在志为忧,又曰忧则气沉。灵枢曰,愁忧不解则伤意,意为脾神也。又曰,忧则隔塞否闭,气脉断绝,而上下不通也。"

第十节　语言错乱

语言错乱,也称"语言颠倒",《丹溪心法》简称"错语"。是指神志恍惚,语言前后颠倒错乱,或言后又自知讲错,不能自主的一种症状。

"谵语"和"狂证"也表现有语言错乱。但谵语常发生于高热之后,患者神志恍惚;而语言错乱是在无热情况下,患者神志恍惚或清醒。狂证是骂詈不避亲疏,且有弃衣登高狂越的现象,与单纯语言错乱仍有不同之处。

1. 常见证候

(1)心脾两亏语言错乱:语言错乱,面色无华,神倦肢软,食纳不振,心悸健忘,失眠易惊,语声低怯,舌淡脉细。

(2)肝郁气结语言错乱:语言错乱,情绪抑郁,言语不多,胸胁胀闷,善太息,时或易怒,舌苔薄,脉细弦。

(3)瘀血扰心语言错乱:语言错乱往往随行经而呈周期性发作,或伴痛经、月经失调,或见于产后恶露淋漓不尽,舌质黯滑或有瘀点,脉涩。

(4)痰湿内阻语言错乱:语言错乱,或喃喃自语,神情呆滞,眩晕呕噁,食欲不振,胸闷腹胀,舌苔白厚腻,舌体胖,脉濡或滑。

2. 辨析

(1)心脾两亏语言错乱:证由长期思虑过度,所愿不遂,心主神,脾主思,久思过度,心阴暗耗,脾气受损,而致心脾气血两亏,神明错用,而见语言错乱。《杂病源流犀烛》:"有因思劳伤心脾,致健忘失事,言语颠倒如痴者。"其临床辨证要点是:语言错乱,默默少言,伴有面色无华,失眠惊悸健忘,纳呆等心脾气血两虚的症状。治宜调理心脾、补气养血,方选归脾汤之类。

(2)肝郁气结语言错乱:本证常因精神创伤,情绪刺激,使肝气失于疏泄,郁结不解,肝在志为怒,在病为语,肝郁则语言错乱。其临床辨证要点是:语言错乱,情志抑郁,胸闷太息,夜寐梦扰,易怒等。本证与心脾两亏语言错乱的病因相仿,但病机不同。心脾两亏语言错乱的病位在心脾,病机以气血两虚为主;肝郁气结语言错乱的病位在肝,病机是气机郁滞。前者属虚证,后者为实证,二者迥异。

(3)瘀血扰心语言错乱:本证病机如《证治汇补》中"有妇人月水崩漏过多,血气迷心,或产后恶露上冲,而言语错乱"。又如《寿世保元》:"血崩恶露不止,腹中血刺疼痛,血滞浮肿,血入心经,言语颠倒……"多因瘀血内结,影响血运,心主血、主神明,瘀结则心神不宁,语言错乱,多发生于女子。临床特点:语言错乱常与经期及产后等有关,腹痛、舌瘀、脉涩为辨证要点。治疗用活血行瘀法,方选桃红四物汤、桂枝茯苓丸等。

(4)痰湿内阻语言错乱:素体痰湿偏盛,或饮冷积湿成痰,或肝郁脾滞,聚湿酿痰,痰湿内阻清窍,神明为之扰乱,故见语言错乱。其临床辨证要点是:除语言错乱外,尚有眩晕呕恶、纳呆、胸闷腹胀、苔腻等痰湿内阻的症状。治疗宜燥湿化痰辟浊,拟用十味温胆汤加味。

语言错乱的发生与心、肝、脾三脏的关系最为密切。实证多由痰湿、瘀血、气滞阻遏心窍,神明迷乱,故令语言错乱,虚证由思虑过度,心脾气血两亏所致。根据上述病机特点及临床表现,是容易区别的。

《张氏医通·神志门》曰:"癫之为证,多因郁抑不遂,宅祭无聊所致,精神恍惚,语言错乱,或歌或笑,或悲或泣,如醉如狂,言语有头无尾,秽洁不知,经年不愈,皆由郁痰鼓塞心包,神不守舍,俗名痰迷心窍,安神豁痰为主,先以控涎丹涌出痰涎,后用安神之剂。"

"言语失伦,常常戏笑,不发狂者,心虚也,定志汤加姜汁、竹沥;膈间微痛者,兼有瘀血,加琥珀、郁金。"

《医家四要》曰:"癫疾始发,志意不乐,其则精神痴呆,言语无伦,而睡于平时,乃邪并于阴也。"

第十一节 烦 躁

烦躁即心中烦热不安,手足躁扰不宁的症状。

本症始出《黄帝内经》。《素问·至真要大论》有"躁烦"之称。《伤寒论》《金匮要略》及后世医籍如《千金要方》《河间六书》《东垣十书》《证治准绳》等均有记述。可见于内伤外感诸病,常由火热引起,以实证居多。

烦与躁实属两症,如"烦满""心烦""暴烦""虚烦""微烦"皆属于烦,为自觉症状。"躁扰""躁动""躁狂"皆属于躁,为他觉症状。《类证治裁》云:"内热为烦,外热为躁,烦出于肺,躁出于肾,热传肺肾,则烦躁俱作。"又说:"烦为阳""躁为阴。"本节对既烦且躁予以讨论。

1. 常见证候

(1)阳明实热烦躁:壮热烦躁,汗出气粗,大便不通或热结旁流,腹满硬痛或脐周疼痛。拒按,或见谵语,舌苔黄燥,甚或焦黑生芒刺,脉洪大或沉实。

(2)热入营血烦躁:身热夜甚,烦躁不寐,甚或发狂,瘢疹透露,吐血衄血,或尿血便血,舌质红绛,脉细数。

(3)表寒郁热烦躁:恶寒发热,无汗烦躁,头身疼痛,舌苔薄白微黄,脉浮紧。

(4)少阳郁热烦躁:胸胁满闷,烦躁谵语,惊惕不安,小便不利,全身困重,不可转侧,苔薄黄,脉弦数。

(5)痰火内扰烦躁:发热面赤,气急烦闷,躁扰不宁,痰黄黏稠,大便秘结,小便短赤,舌质红,苔黄腻,脉滑数。

(6)瘀血冲心烦躁:心烦躁扰,面唇青紫,眼窝黯黑,心胸刺痛,或少腹硬满疼痛,小便自利,大便色黑易解,舌质紫暗,有瘀点,脉沉涩或结代。

(7)阴虚火旺烦躁:虚烦不寐,躁扰不宁,心悸怔忡,健忘多梦,腰膝酸软,额红唇赤,手足心热,潮热盗汗,咽干口燥,尿黄便干,舌红少苔,脉细数。

2. 辨析

(1)阳明实热烦躁与热入营血烦躁:均为实热之证,多见于外感热病。

阳明实热烦躁,多因燥热充斥内外,或热与燥屎相搏结,腑气不通所致。其辨证当以高热,口渴,汗出,脉洪,或大便秘结,脘腹硬满,疼痛拒按,舌苔老黄或起芒刺,脉沉实有力为要点。而热入营血烦躁,多因气分病邪不解,邪热乘虚内陷心营,故有热窜血络(发疹发癍)、迫血妄行(吐血、衄血、尿血、便血)、肝风内动(手足抽动)、热盛伤阴(口干咽燥)等表现。其辨证则以烦躁不宁,癍疹透发,失血,伤阴,舌色深绛为要点。阳明实热烦躁,治宜清热生津、峻下热结。随证选用白虎汤、大承气汤。热入营血烦躁,治宜透营转气、清热凉血,方用清营汤或犀角地黄汤。

(2)表寒郁热烦躁与少阳郁热烦躁:二证皆为外邪侵袭,热郁于内所致。但表寒郁热烦躁,乃外有风寒闭退,内有阳热不伸,故既有发热、恶寒、身痛、无汗、脉浮紧的表寒证,又有烦躁、苔白兼黄等郁热内扰之象。而少阳郁热烦躁,证属半表半里,烦躁兼有胸胁满闷,小便不利,惊惕不安,肢体困重,不能转侧,表寒郁热烦躁,治在外解风寒,内清郁热,方用大青龙汤。少阳郁热烦躁,治在和解少阳,消热镇惊,方用柴胡加龙骨牡蛎汤。

(3)痰火内扰烦躁与瘀血冲心烦躁:同属实证,但临床表现各异,痰火内扰烦躁,表现为心中烦热,躁扰不宁,痰黄黏稠,气急喘满,身热面赤,舌质红,苔黄腻,脉滑数。瘀血冲心烦躁,则兼见面色晦暗,口唇色青,腹部结块,硬满疼痛,皮肤青紫,或有瘀斑,舌质紫暗等症。痰火内扰烦躁,多因痰留日久,郁而化热,或情志不遂,气郁化火,或外感时邪,化热化火,灼津炼液,聚生痰浊,痰火互结,扰及神明。瘀血冲心烦躁,则因热邪滞留,深入血络,血受热灼,流行不畅,瘀阻心窍;或血瘀日久,郁而化热,热壅血瘀,上扰心神。前者治在清化热痰,方用温胆汤加黄连、黄芩之类。后者治在活血祛瘀,方用血府逐瘀汤加减。

(4)阴虚火旺烦躁:乃因久病伤阴,或七情内伤,或年老体衰,肾阴不足,水亏火浮,上扰心神所致。辨证时,以明显的阴虚内热症状为特征,如潮热骨蒸,额红唇赤,口干咽燥,舌红少苔,脉细数。治宜滋阴降火,方用知柏地黄丸。

总之,烦躁一症,不外虚实两端。属实者,多由邪热、痰火、瘀血为患;属虚者,多为阴虚火旺。然不论虚实诸证,又多与心经有火有关。心藏神,主神明,神明被心火所扰,则烦躁不宁。《杂病源流犀烛》云:"烦躁,心经火热病也。"其治疗当以清热泻火为主,火平则心神安宁,烦躁即愈。

《素问·至真要大论》曰:"少阴之胜,心下热,善饥,脐下反动,气游三焦,炎暑至,木乃津,草乃萎,呕逆躁烦,腹满痛溏泄,传为赤沃。"

《金匮要略·水气病脉证并治》曰:"心水者,其身重而少气,不得卧,烦而躁,其人阴肿。"

《张氏医通·烦躁》曰:"经云,气乱于心则烦,盖热客于肺则烦,入于肾则躁。大抵心火旺,则水亏金烁,唯火独炽,故肺肾合而为烦躁也。"

《杂病源流犀独·烦躁健忘源流》曰:"内热心烦曰烦,故烦者,但心中郁烦也。外热身躁曰躁,故躁者,并身外热躁也。内热属有根之火,其原本于热。凡但烦不躁及先烦后躁者,皆易治,外热属无根之火,其原本于寒,凡但躁不烦及先躁后烦者,皆难治。"

《类证治裁·烦躁》曰:"更有阴中伏阳烦躁者,头痛身温,指末冷,胸满恶心,脉沉伏,按之骨若有力,须破散阴气,导达真火。(《本事》用破阴丹。阴中伏阳症,用热药助阳,则为阴所隔绝,不能导引真阳。用冷药,则所伏真火立见消亡;用破阴丹,使水升火降,得汗而解矣。)"

第十二节 嗜睡

嗜睡即不论昼夜,时时欲睡,呼之即醒,醒后欲寐的症状。

本症在《黄帝内经》中称为"好卧""嗜卧""善眠""安卧""多卧"。在《伤寒论》中有"欲寐""多眠睡"之称,在《金匮要略》中谓之"欲卧""欲眠"。后世又有"喜眠""喜卧""欲睡眠""多睡""多寐""卧寐"等不同名称。

嗜睡不同于"神昏",神昏是神识昏乱,不省人事。而嗜睡,神志清醒,唯精神困顿不振,时时就睡,呼之即醒。至于大病愈后,朝阳得复,人喜甜睡,醒后清爽,与嗜睡迥异。

1.常见证候

(1)湿困脾阳嗜睡:困倦欲睡,头重如裹,四肢困重,食纳减少。中脘满闷,口黏不渴,大便不实,足跗水肿,舌苔白腻,脉濡缓。

（2）心脾两虚嗜睡：倦怠多寐，面色无华，纳呆泄泻，心悸气短，妇女月经不调，色淡量多，舌质淡嫩，苔白，脉细弱。

（3）肾阳虚衰嗜睡：疲惫欲卧，精神萎靡，尿少水肿，腰部冷痛，胫膝发凉，畏寒睡缩，唇甲青紫，舌质紫暗，苔白润，脉微细。

（4）肾精不足嗜睡：怠惰善眠，耳鸣耳聋，善忘，思维迟钝，神情呆滞，任事精力不支，舌质淡，脉细弱。

2. 辨析

（1）湿困脾阳嗜睡：本证因冒雨涉水，坐卧湿地，或过食生冷，或内湿素盛，湿困脾阳所致。故嗜睡伴有湿胜阳困、气机阻滞之象，如头重如裹，四肢沉重，中脘满闷，大便稀薄，甚至足跗水肿。此即《血证论》所谓"身体沉重，倦怠嗜卧者，乃脾经有湿"。若湿留日久，寒凝成痰，痰阻清阳，则嗜睡症状更为明显。治以温中化湿，方用胃苓汤。

（2）心脾两虚嗜睡：《杂病源流犀烛·不寐多寐源流》中有"多寐，心脾病也，一由心神昏浊，不能自主，一由心火虚衰，不能生土而健运"。心脾两虚嗜睡，多因病后失调，思虑过度，或饮食不节，或失血，以致心血耗伤，脾气不足，心神失养，则神志恍惚，心怯喜眠。其临床辨证要点为：倦怠嗜睡，面色无华，心悸气短，纳呆泄泻，舌质淡嫩，脉细弱。治疗宜补益心脾，方用归脾汤。本证与湿困脾阳嗜睡不同：心脾两虚嗜睡是纯虚之证，临床表现为心脾气血皆虚弱不足的证候；湿困脾阳嗜睡为本虚标实之证，既有脾虚不运之征，又有湿阻清阳不升的症候，两者有明显的区别。

（3）肾阳虚衰嗜睡与肾精不足嗜睡：两证均属肾虚证。但肾阳虚衰起因，或由病邪直犯少阴，或失治、误治，阳气屡经克伐，以致阳虚阴盛，昏沉欲睡。《类证治裁》曰："多寐者，阳虚阴盛之病。"辨证以畏寒倦卧，腰冷身重水肿，肢冷尿少或小便清长，舌体胖质淡苔白为主症。肾精不足嗜睡，多由劳伤过度，或久病迁延不愈，高年体衰，致肾精亏损不足，髓海空虚，头昏欲睡。《灵枢·海论》曰："髓海不足，则脑转耳鸣，胫酸眩冒，目无所见，懈怠安卧。"辨证以头眩嗜睡，神疲怠惰，耳鸣耳聋，每任事则精力不支等为主症。两证区别在于，前证以肾阳不足为主要表现，后者以阴精不足、髓海空虚为特点，虽都有肾虚症候，但侧重点不同，斯作鉴别。肾精不足嗜睡的治疗用填精补髓的方法,左归丸、河车大造丸等可选用之;肾阳虚衰嗜睡治宜温补元阳,用右归丸、肾气丸等。

《杂病源流犀烛·不寐多寐源流》曰:"长夏懒怠,四肢无力,坐定即寐,肺脾两经之气本弱,复为炎暑所逼也,宜清暑益气汤。病后多眠,身犹灼热,余热未清,正气未复也,宜沈氏葳蕤汤。"

《类证治裁·多寐》曰:"多寐者,阳虚阴盛之病,灵枢曰,足太阳有通项入于脑者,正属目本,名曰眼系,在项中两筋间入脑。乃别阳跷阴跷,阴阳相交。阳入阴,阴出阳,交于目内眦,阳气盛则瞋目,阴气盛则瞑目。心神昏独,不能自主……欲清心神,如麦冬、石菖蒲、芽茶、南烛之属。"

第十三节 痴 呆

痴呆是指神情呆滞,智力低下,是智能活动发生严重障碍的表现。

痴呆一症,古人有"文痴""武痴"之分。痴呆伴有精神抑郁,表情淡漠,坐如木偶,沉默寡言,善悲欲哭者,称为"文痴";痴呆伴有狂乱无知,骂言呼叫,弃衣裸体,不避亲疏,逾垣上屋者,称为"武痴。本节所论是前者,后者属于狂证,不属本篇讨论范围。

1. 常见证候

(1)湿痰阻窍痴呆:精神抑郁,表情呆钝,默默无言,或喃喃独语,闭户独居,不欲见人,脘腹胀满,口多痰涎,舌苔白腻,脉沉滑。

(2)气郁血虚痴呆:呆滞如愚,精神恍惚,频频叹气,悲伤欲哭,胸闷急躁,虚烦不眠,舌质淡,脉弦细。

(3)肝肾亏虚痴呆:目光晦暗,言语迟钝,四肢麻木,举动不灵,头晕目眩,耳鸣耳聋,手足心热,颧红,盗汗,舌红无苔,脉细数。

(4)髓海不足痴呆:智力低下,呆滞愚笨,发育迟缓,骨软痿弱,囟门迟闭,步履艰难。发稀齿少,怠惰喜卧,舌质淡,脉细弱。

2. 辨析

(1)湿痰阻窍痴呆与气郁血虚痴呆:前者为本虚标实证,后者为虚实夹杂证。湿痰阻窍痴呆,必见湿痰征象,如静而少言或默默不语,头重如裹,倦怠无力,脘腹胀满,泛吐痰涎,苔白腻,脉沉滑。其临床特点是:痴呆时轻时重,不易完全恢复。气郁血虚痴呆,乃以肝气郁结、心脾血虚为主,故痴呆兼见胸闷急躁,太息,面色㿠白,神志恍惚,心神不宁,悲忧欲哭等表现。其特点是:痴呆突然发生,多与情志不畅或突受精神刺激有关,一般病情严重,但持续时间较短,经过治疗可以较快恢复。湿痰阻窍痴呆,多因水湿内蕴,湿聚成痰,上蒙清窍,致使神情呆钝。气郁血虚痴呆,多因胸怀不畅,肝郁克脾,或由大惊卒恐,气血逆乱,以致心失所养,则精神忧惚,痴呆不语。痰湿阻窍痴呆,治宜豁痰开窍,方选转呆丹或指迷汤。气郁血虚痴呆,治宜理气和血,方用逍遥散合甘麦大枣汤加减。

(2)肝肾亏虚痴呆与髓海不足痴呆:二者皆为虚证,但病因病机不同。肝肾亏虚痴呆,每因邪气久羁,或热毒深入下焦,劫伤肝肾之阴;或年高体衰,肝肾不足,神失所养,则默默寡言,呆钝如痴。髓海不足痴呆,则多缘于先天不足,禀赋薄弱,或近亲配偶,或遗传缺陷,致使脑髓发育不良,而成痴呆。肝肾亏虚痴呆,兼有关节屈伸不利,四肢麻木,语言迟钝,面色憔悴,两目无神,形体消瘦,肌肤甲错等表现。若阴虚阳亢,遗阳妄动,风自内生,还可见舌强语謇、瘛疭等内风之象。而髓海不足痴呆,则见神情呆滞,齿发难长,骨软痿弱,怠情嗜卧,舌淡脉细。此外,肝肾亏虚者,多见于大病、久病,智力低下常逐渐加重,初期记忆不佳,联想迟缓,语言颠倒,其后可致严重低能状态,或成"白痴"。髓海不足者,多见于小儿,智力低下开始并不明显,往往随着患儿年龄增长,智力障碍则逐渐表现出来。肝肾亏虚痴呆,治宜滋补肝肾,佐以息风,方用珍珠母丸加减。髓海不足痴呆,治宜填精补髓,方用左归饮或河车大造丸等。

综上所述,痴呆一症,虽有数因,但基本上不外虚实两类。属实者,因于痰湿;属虚者,缘于阴亏、髓虚。痰湿当需涤痰开窍;阴亏,则应培补真阴;髓虚,给以血肉有情之品,然由于本症多见于大病、久病或神志病后期,症情顽固,恢复困难,故治疗时只有在辨证的基础上采取综合治疗推施(方药、针灸、导引等),方会收到一定疗效。对于气郁而致者,尤须注意精神治疗,避免精神刺激。

《景岳全书·癫狂痴呆》曰:"痴呆证,凡平素无痰而或以郁结,或以不遂,或以思虑,或以疑贰,或以惊恐而渐致痴呆,言辞颠倒,举动不经,或多汗,或善愁,其证则千奇万怪,无所不至,脉必或弦或数,或大或小,变易不常。此其逆气在心,或肝胆二经气有不清而然,但察其形体强壮,饮食不减,别无虚晚等证,则悉宜服蛮煎治之,最稳最妙。然此证有可愈者,有不可愈者,亦在乎胃气元气之强弱,待时而复,非可急也。凡此诸证,若以大惊猝恐,一时偶伤心胆,而致失神昏乱者,此当以速扶正气为主,宜七福饮,或大补元煎主之。"

第十四节　健　忘

　　健忘是记忆力衰退的一种表现,对往事容易忘记,严重者,言谈不知首尾,事过转瞬即忘。

　　《黄帝内经》《伤寒论》称之为"善忘",但《素问·调经论》《灵枢·本神》中有"喜忘"之名。《诸病源候论》称之为"多忘",后世医家习称为"健忘",亦有谓"好忘""易忘"者。

　　本症与智力低下所致的易忘不同,后者是生性迟钝,天资不足,自幼低能,甚则为"白痴"。至于年老体衰而健忘,多系生理视象,与疾病所致之健忘不同,不属本症讨论范围。

1. 常见证候

　　(1)肾精亏虚健忘:恍惚健忘,精神呆滞,毛发早白,枯脆易脱,齿浮动摇,骨软痿弱,步履艰难,舌淡苔白,脉虚。

　　(2)心肾不交健忘:常常善忘,虚烦不眠,心悸怔忡,头晕耳鸣,腰酸腿软,多梦遗精,潮热盗汗,夜间尿多,舌红苔少,脉细数。

　　(3)心脾两虚健忘:面色㿠白,健忘怔忡,多梦少寐,气短神怯,食少倦怠,腹胀便溏,妇女月经不调,苔白质淡,脉细弱。

　　(4)痰浊忧心健忘:健忘嗜卧,神志恍惚,头晕目眩,心悸失眠,胸闷不舒,喉中痰鸣,噜噜有声,苔白腻,脉弦滑。

　　(5)瘀血攻心健忘:突然健忘,舌强语塞,但饮漱水而不欲咽,腹满而痛,疼痛拒按,而唇爪甲青紫,小便清长,大便色黑,脉结代。

2. 辨析

(1)肾精亏虚健忘:肾主藏精,主骨生随,通于脑,肾精不足,脑海空虚,见症以健忘及精神呆滞、齿摇发脱、须发早白,骨软痿弱为主要表现。治宜填精补髓,方用河车大造丸。

(2)心肾不交健忘:本证极为常见,《张氏医通》说:"健忘者,俱资之于心肾不交,其发病,多因遗精、滑泄、久病、房劳不节、伤及肾阴,肾阴亏耗,不能上承于心,水不济火,则心阳独亢,或情志太过,气郁化火,以及邪热炽甚,心火内炽,下劫肾阴,肾虚志伤则健忘。"辨证时当区分以下两种情况:①心肾阴虚,心阳独亢(以心肾阴虚为主,兼见心阳偏亢,健忘失眠,心悸心烦,腰膝酸软,盗汗遗精,舌红无苔,脉细数)。②心火炽盛,下劫肾阴(上热下虚,火炽水亏,故见心烦口渴,口舌糜烂,面赤,腰酸腿软,小便黄,大便干)。治则皆以交通心肾为法,但具体运用中又有区别,心肾阴虚,治在滋阴降火,养心安神,偏于心者,可用补心丹:偏于肾者,投以六味地黄丸。火炽水亏,治宜清心泻火,滋补肾阴,可用黄连阿胶汤。

(3)心脾两虚健忘与心肾不交健忘:心藏神,脾主思,思虑过度,劳伤心脾,脾虚无以化生精微,血虚难复,心无所主,心血虚少,脾失充养;心火不足,则不能温脾以运化;从而形成心脾两虚。心脾气血不足,神不守舍,则常常善忘。《济生方》:"盖脾主意与思,心齐主思,思虑过度,意舍不清,神宫不职,使之健忘。"本证除有心之气血虚的表现外,兼有脾失健运的症状(食纳减少,脘腹胀满,大便溏泻,倦怠无力)。而心肾不交健忘,是以心肾阴虚,心阳独亢为主,必有肾虚之象(眩晕耳鸣、腰膝酸软、遗精、滑泄等),且阴虚内热症状明显。心脾两虚健忘之舌淡苔白,脉细弱,与心肾不交之舌红苔少脉细数亦显然不同。心脾两虚健忘,治在补益心脾,方用归脾汤。

(4)痰浊扰心健忘与瘀血攻心健忘:同属实证,但病因病机不同。痰浊扰心健忘,每因情志不舒,肝气郁结,脾不健运,水湿不化,痰浊内生,痰气上逆,扰乱神明,则时有健忘。《丹溪心法》曰:"健忘由精神短少者多,亦有痰者,此症多由思忧过度,损其心包,以致神舍不清,遇事多忘。"瘀血攻心健忘,则多由瘀血停留,脉络阻滞,气血不行,心神失养,或瘀阻壅遏,神识受扰,使之健忘。其临床辨证要点是:痰浊扰心健忘,乃一时之病,并有痰浊上扰(头晕目眩,如坐舟车),气机阻滞(胸闷不舒、呕恶),痰涎壅塞(咳吐痰涎、喉中痰鸣),甚至痰迷心窍(语无伦次、哭笑无常)之表现。瘀血攻心健忘,往往突然而得,持久难愈,且伴有瘀血的其他见症:有形肿块,疼痛,出血,但欲漱水而不欲咽,粪便虽然干硬,排便反而容易,其色紫黑。《伤寒论·辨阳明病脉证并治》曰:"阳明前,其人喜忘者,必有蓄血,所以然者,本有久瘀血,故令喜忘,屎虽硬,大便反易,其色必黑。"舌诊脉象亦各不相同,前者苔腻,脉弦滑,后者舌质紫暗,有瘀点,脉细涩或结代。痰浊扰心健忘,治宜化痰宁心,方用导痰汤,或茯苓汤。瘀血攻心健忘,治宜活血化瘀、攻逐蓄血,方用血府逐瘀汤或抵当汤。至于痰留日久,郁而化热,或情志激扰,五志化火,痰火互结,伤乱神明,而致健忘者,必有痰火的症状,诸如健忘烦躁,眩晕头痛,面赤咽干,胸闷气急,咳吐黄痰,苔黄腻,脉滑数,可资鉴别。治当清化热痰,方用黄连温胆汤。

总之,健忘一症与心、脾、肾的关系比较密切。因心藏神、主神明,肾藏精、通于脑,脾主意与感,故心脾气血不足,肾精亏虚,以及心肾不交等证俱可导致健忘,治以养心安神、补益脾肾为主。

《素问·四时刺逆从论》曰:"冬刺肌肉,阳气竭绝,令人善忘。"

《诸病源候论·多忘候》曰:"若风邪乘于血气,使阴阳不和,时相并隔,乍虚乍实,应气相乱,致心神虚损而多忘。"

《千金要方·心脏》曰:"羽音人呻而好患,患而善忘,恍惚有所思,此为土克水,阳击阴,阴气伏而阳气起,起则热,热则实,实则怒,怒则忘。"

《证治准绳·杂病》曰:"心之昏者,精神既短,则目前不待于伤心,而不能追忆其事矣……设禀质清浊混者,则不耐于事物之扰,扰则失其灵而健忘也。"

《类证治裁·健忘》曰:"健忘者,随然忘之,尽力思索不来也。夫人之神宅于心,心之精依于肾,而脑为元神之府,精髓之海,实记性所凭也。正希金先生常曰,凡人外有所见,必留其影于脑。小儿善忘者,脑未满也,老人健忘者,脑渐空也。"

第十五节 多 梦

多梦是指睡眠中出现梦幻纷纭的症状,且多可惊可布之事,昼来则头昏神疲。正常人偶或得梦,醒来无不适者,不必介意,不属本节所论范围。

本症在《素问·方盛衰论》称"妄梦",在《灵枢·淫邪发梦》称"喜梦",后世称为"多梦"。

"梦魇"是指噩梦,《杂病源流犀烛》曰:"由心实,则梦惊忧奇怪之事而质。""梦吃"是指说梦话。"梦游"即"夜游""梦行"。"梦惊"是指梦中恐惧惊骇而突然惊醒。上述各症均在睡梦中发生,病因病机相似,故一并在本节讨论。

1. 常见证候

(1)心脾两虚多梦:失眠多梦,面色㿠白,心悸怔忡,遇事善忘,食纳减少,腹胀便溏,少气懒言,倦怠无力,舌质淡,脉濡细。

(2)心肾不交多梦:烦躁不眠,寐则多梦,烦热心悸,腰疲膝软,潮热盗汗,舌红无苔,脉细数。

(3)心胆气虚多梦:恶梦惊恐,时易惊醒,精神忧惚,情绪不宁,触事善惊,心悸怔忡,舌淡,脉细弱。

(4)痰火内扰多梦:梦扰纷坛,头晕心悸,急躁易怒,痰多胸闷,舌质红,苔黄腻,脉滑数。

2. 辨析

(1)心脾两虚多梦:本证常因脾失健运,生化无源,气血亏虚,心神失倚,故失眠多梦,兼见纳呆便溏,脘腹胀满,身倦乏力,气短懒言。治宜健脾养心,方用归脾汤加减。

(2)心肾不交多梦与心胆气虚多梦:前者多由劳伤心肾,以致心火不能下交于肾水,肾水不能上济于心,水亏火旺,神不得宁,故多梦。后者乃平素体弱,心胆虚怯,或暴受惊骇,情绪紧张,损及心胆,神情不安,而多梦。此即《沈氏尊生书》所谓:"心胆俱怯,触事易惊,梦多不祥。"心肾不交多梦,以心肾阴虚,心火独亢为主要表现,虚烦不寐,烦热心悸,多梦足精,腰膝酸软,舌红无苔,脉细数。而心胆气虚多梦,则以恶梦善恐,惊悸胆怯,精神恍惚,情绪不宁,舌淡苔薄,脉细弱等心胆俱虚,神弱气怯的表现为主。心肾不交多梦,治宜滋阴降火、交通心肾,方用黄连阿胶汤。心胆气虚多梦,治宜益气镇惊、宁心定志,方用安神定志丸或酸枣仁汤加减。

(3)痰火内扰多梦:属于实证,常因忧郁恼怒,肝失疏泄,气郁化火,灼炼津液,凝聚成痰,痰火扰乱心神,故杂梦纷纭,兼见急躁易怒,胸闷痰多,舌红,苔黄腻,脉滑数等症。治宜清热化痰,方用黄连温胆汤加减。

多梦一症,虽分虚实,但虚多实少,气血亏虚,阴液不足,往往出现本症,辨证时需予以重视。

《灵枢·淫邪发梦》曰:"肝气盛则梦怒。肺气盛则梦恐惧哭泣飞扬。心气盛则梦善笑恐畏。脾气盛则梦歌乐身体重不举。肾气盛则梦腰脊两解不属。凡此十二盛者,至而泻之立已。"

《杂病源流犀烛·不寐多寐源流》曰:"凡人形接则为事,神遇则为梦。神役乎物,则魂魄因而不安,魂魄不安,则飞扬妄行,合目而多梦。又况七情扰之,六淫感之,心气一虚,随感而应。谚云,日之所接,夜之所梦,询有然也。"

第十六节 不 寐

不寐是指经常性的睡眠减少,或不易入睡,或寐而易醒,醒后不能再度入睡,甚或彻夜不眠,均属不寐。

本症《黄帝内经》称"目不瞑""不得眠""不得卧";《难经》始称"不寐";《中藏经》称"无眠";《外台秘要》称"不眠";《圣济总录》称"少睡";《太平惠民和剂局方》称"少寐";《杂病广要》称"不睡",通常称为"失眠"。

凡因天时寒热不均,被褥冷暖太过,睡前饮浓茶、咖啡等兴奋性饮料,或偶因精神刺激、思虑太过而致偶然不能入睡者,不属病态。若因疼痛、喘咳、瘙痒等而致的不能入睡,不属本症讨论范围。

1. 常见证候

（1）心阴亏损不寐：不易入睡，心悸而烦，多梦健忘，潮热盗汗，手足心热，口燥咽干，舌红少津，脉细数。

（2）心肾不交不寐：难以入睡，甚则彻夜不眠，头晕耳鸣，潮热盗汗，五心烦热，健忘多梦，腰膝疲软，遗精，舌红少苔，脉细数。

（3）心脾两虚不寐：失眠，多梦易醒，面色少华，身体倦怠，气短懒言，心悸健忘，食少便溏，舌淡苔薄，脉细而弱。

（4）胆气虚怯不寐：恐惧不能独自睡眠，寐而易惊，如人将捕之，心憺憺然，头晕目眩，喜太息，或呕苦汁，舌质胖淡，脉细弱而缓。

（5）肝胆郁热不寐：睡卧不宁，多梦易醒，烦睡易怒，胸胁胀满，喜太息，口苦目赤，小便短赤，舌红苔黄，脉弦数。

（6）痰热扰心不寐：睡卧不宁，多梦易醒，心烦不安，胸闷多痰，恶心欲呕，口苦而黏，舌红苔黄腻，脉滑数。

（7）心火亢盛不寐：失眠多梦，胸中烦热，心悸怔仲，面赤口苦，口舌生疮，小便短赤疼痛，舌尖红，脉数有力。

（8）余热扰膈不寐：坐卧不安，难于入寐，虚烦不宁，胸膈窒闷，嘈杂似饥，舌质红，苔薄黄，脉细数。

2. 辨析

（1）心阴亏损不寐与心肾不交不寐：二者皆为阴虚而致不寐，前者为心阴亏损，后者为肾阴不足。心阴亏损不寐是心阴不足，心阳偏旺，阴不恋阳，心神不宁而致。心阴亏损，心阳偏旺，阳不入阴，故不易入睡。其辨证要点，眠而多梦易醒，心悸健忘，口燥咽干，五心烦热，潮热盗汗，舌红少津、脉细而数。心肾不交不寐是因劳倦内伤，肾阴匮乏于下，不能上济于心，心火独亢于上，不能下交于肾，心肾水火不能相济而致。正如《古今医统》所说："有因肾水不足，真阴不升，而心火独亢，不得眠者。"其与心阴亏损不寐的鉴别要点是除心阴不足，心火偏旺的证候外，不寐之症多较严重，甚则辗转反侧，彻夜不眠，兼见头晕耳鸣，腰膝酸软，遗精等肾阴虚损之症。治疗当以滋心阴、养心神为主，方用天王补心丹加减。心肾不交不寐治疗宜滋肾水、降心火、交通心肾，方选黄连阿胶汤合交泰丸化裁，《冷庐医话》主张用半夏、夏枯草交通心肾,亦可配用。

(2)心脾两虚不寐与胆气虚怯不寐:两证皆为虚证,前者为心脾气血不足,后者为胆气虚。心脾两虚不寐由于思虑劳倦,伤及心脾,脾气虚弱,气血生化之源不足,血不养心,以致心神不安,而成不寐。《类证治裁》曰:"思虑伤脾,脾血亏损,经年不寐。"其辨证要点,除不寐外,尚有心悸健忘,肢倦神疲,面色少华,饮食不香等血虚症状。胆气虚怯不寐常由卒然惊恐,气陷胆伤,以致决断无权,故恐惧而不能入睡。辨证要点:惊恐而不能独自睡寐,寐而易惊醒,头晕目眩,心中惕惕然等症状。两者治疗原则亦不同,心脾两虚不寐治宜健脾益气、养血安神,方选归脾汤、八珍汤加炒酸枣仁、远志、夜交藤等。胆气虚怯不寐治宜温胆益气宁神,方选肝胆两益汤、无忧汤等。

(3)肝胆郁热不寐与痰热扰心不寐,二者皆为实证、热证,前者是肝胆气郁化火,后者为痰热蕴积扰心。肝胆郁热不寐是由恼怒伤肝,肝气失其条达疏泄之职,郁久化火,或酒食不节,温热聚于肝胆,蕴积化火。火热上炎,扰乱神明,心神不安,故睡卧不宁,多梦易醒。肝胆气郁则烦躁易怒,胸胁胀满,太息则舒;气郁化火则口苦目赤,小便黄,舌红脉数。痰热扰心不寐为脾运不健,或嗜食肥甘,聚湿酿痰,痰蕴化而为热,或热邪侵袭入里,灼津烁液,烁结为痰,痰热扰动心神所致。其不寐特点亦为睡卧不宁,多梦易醒,烦躁不安,但必兼痰热之症(胸闷多痰,恶心欲呕,脉滑而数)。其与肝胆郁热不寐的鉴别要点:肝胆郁热不寐烦躁易怒,胸胁胀满,口苦目赤,脉弦而数;痰热扰心不寐胸闷多痰,恶心欲呕,口苦而黏,脉滑而数。肝胆郁热不寐治宜清热泻火安神,方选龙胆泻肝汤、清胆竹茹汤加龙齿、珍珠母、磁石之属;痰热扰心不寐,治宜清热化痰安神,方选黄连温胆汤、导痰汤加味。

(4)心火亢盛不寐与余热扰膈不寐:二者亦为实证,热证。前者是心火独亢,后者为病后余热未清。心火亢盛不寐是烦劳伤心,心火独盛,心神不守,故失眠多梦而见胸中烦热,心悸怔忡,火热上炎则面赤口苦,口舌生疮,心移热于小肠,则小便短赤,疼痛滞涩。余热扰膈不寐是热病后期,余热未清,热扰心神而致,故坐卧不安,失眠而心烦、胸闷、嘈杂似饥。二者当不难区分。前者治宜清心安神,方用导赤散送服朱砂安神丸。后者治疗须清热除烦,多用竹叶石膏汤、栀子豉汤。

总之,不寐一症,有虚实之异,临证首先当别虚实。凡虚证不寐者皆正气不足,不寐多为渐致,证有血虚、阴虚、气虚的不同,而以阴血虚者为常见,治疗以扶正为主,兼以安神,凡实证不寐者,多是邪扰心神,不寐多为暴起,其表现为不易入睡,卧起不安,证有郁热、心火痰热等区分。治疗以清热泻火,清热化痰诸法,邪祛则神自安。

《景岳全书·杂证谟·不寐》:"不寐虽病有不一,然唯知邪正二字则尽之矣。盖寐本乎阴,神其主也,神安则寐,神不安则不寐。其所以不安者,一由邪之扰,一由营气不足耳。有邪者多实证,无邪者皆虚证。"

《温病条辨·下焦》曰:"不寐之因其多,有阴虚不受阳纳者,有阳亢不入于阴者,有胆热者,有肝用不足者,有心气虚者,有心液虚者,有跷脉不和者,有痰饮扰心者。"

第十七节　善太息

太息,又称"叹息"。善太息是指患者自觉胸中憋闷,每以长声嘘气为舒的一种症状。

本症与"嗳气"不同。嗳气是指胃气上逆嘎然有声的表现,太息则是气机郁滞不利,而得长叹为快的症状。

1. 常见证候

(1)肝郁善太息:胸闷不舒,长嘘叹气,胁肋胀满,神情默然,纳少,口苦,眩晕,苔白,脉弦。

(2)气虚善太息:常欲叹息,短气自汗,倦怠乏力,纳少,舌质淡,舌体胖,苔白,脉细。

2. 辨析

肝郁善太息与气虚善太息:前证太息由于情志所伤,所欲不遂,或强烈精神刺激,肝气郁滞,失其条达,故见胸闷抑郁,每欲叹息则胸宇得舒。临床尚有情绪低落,神情默然,胁胀纳呆等肝郁症候。治宜疏肝理气解郁,方选柴胡疏肝散、逍遥散等。气虚善太息,由劳伤过度,或久病失养,而致气虚;气虚则宗气不展,欲得叹息而后快。临床除常叹息外,还有短气自汗,神倦乏力,舌质淡,脉细等气虚症候。治疗宜补中益气,方选保元汤、补中益气汤等。

太息常伴胸闷,唯胸闷而欲太息为舒,而胸闷常因气机不利所致。肝郁则失其条达致气机郁滞,气虚则气运不能舒展致气机不利。前者属实,后者属虚。根据症状特点,两证不难鉴别。

《证治准绳·杂病》曰:"经云,黄帝曰,人之太息者何气使然。岐伯曰,思忧则心系急,心系急则气道约,约则不利,故太息以出之……又云胆足少阳之脉,是动则病口苦,善太息,视盛虚寒热陷下取之是也。"

第四章 中医心理治疗法则

《素问·汤液醪醴论》指出："精神不进,志意不治,故病不可愈。"意思就是说,一个中医师治病,只考虑生理与病理的变化,不考虑精神的即心理的变异,不从心理上、精神上配合进行治疗,疾病是不可能治好的。《医宗必读》强调："境缘不偶,营求未遂,深情牵挂,良药难医。"李士材认为,心情不佳而造成的种种病变,单靠药物治疗是无济于事的。朝鲜许浚等著的《东医宝鉴》指出："古之神圣之医,能疗人之心,预使不致于有疾;今之医者,唯知疗人之疾,而不知疗人之心。是犹舍本逐末,不穷其源而攻其流,欲求疾愈,不亦愚乎? 虽一时侥幸而安之,此则世俗之庸医,不足取也。"因此,许浚在《东医宝鉴》中强调："欲治其疾,先治其心,必正其心,乃资于道。使病者尽去心中疑虑思想,一切妄念,一切不平,一切人我悔悟……低然领悟,顿然解释,则心地自然清净,疾病自然安痊。能如是则药未到口,病已忘矣。此真人以道治心,疗病之大法也。"吴师机在《理瀹骈文》一书中指出："情欲之感,非药能愈;七情之病。当以情治。"赵晴初的《存存斋医话稿续集》也认为:"无情之草木不能治有情之病,以难治之人,难治之病,须凭三寸不烂之舌以治之。"所以历代名医一再提倡:"善医者,必先医其心,而后医其身。"这都说明,中医学理论一贯注重心理因素在治疗中的能动作用。"心病须用心药医",这是中医治病的又一个固有的特点。

中医临床采用的心理治疗方法是多种多样的,结合古今名家的经验,主要有静志安神、怡悦开怀、以疑释疑、转移注意、说理开导、导引行气和以情胜情等法。

第一节　静志安神法

中医学理论历来十分重视精神"内守"在防治疾病中的积极作用,我国著名的哲学著作《庄子·在宥》一文中提出:"无视无听,抱神以静,形将自正,必静必清,无劳汝形,无摇汝精,乃可以长生;目无所见,目无所闻,心无所知,汝神将守形,形乃长生。"《黄帝内经》汲取了庄子的学术思想,提出"静则神藏,躁则消亡"的论点,意思就是说,一个人的神志保持安宁,就能少生疾病,健康长寿;即使患病,亦易治疗,恢复健康也比较容易。这是神能收藏的缘故,反之,如果动躁不安,就容易得病,而且疾病也不易治愈。所以《黄帝内经》中反复强调静志安神的心理疗法在防治疾病中的能动作用。例如《素问·至真要大论》:"各安其气,必清必静,则病气衰去,归其所宗,此治之大体也。"《素问·上古天真论》则强调:"恬淡虚无,真气从之,精神内守,病安从来。是以志闲而少欲,心安而不惧,形劳而不倦,气从以顺,各从其欲,皆得所愿。故美其食,任其服,乐其俗,高下不相慕,其民故曰朴。是以嗜欲不能劳其目,淫邪不能惑其心……所以能年皆度百岁而动作不衰。"意思就是说,一个人意志清闲而没有什么过高过多的欲望或要求,精神就安定,当然就不会有什么惧怕的事情;从事一定的体力劳动而不过度劳累,气就得到所养,因而也必然顺从。由于静志安神少欲,所以一般而言他们的欲望都能得到满足。不论粗精食物都吃得很甜,不论美丑衣服都随便穿戴,不论什么风俗习惯都善于适应,高忘其贵,下安其份,不论高低贵贱都不计较,各种嗜好欲念,淫邪诱惑,都不能动摇其意志。静志安神清心寡欲,所以能活到百岁而动作不衰。《素问·刺法论》在论述了对不同的疾病运用不同的刺法之后,反复强调静养在治疗中的重要作用:"肾有久病者,可以寅时面向南,净神不乱思,闭气不息七遍,以引颈咽气顺之,如咽甚硬物,如此七遍,饵舌下津令无数""其刺如毕,慎其大喜欲情于中,如不忌,即其气复散也,令静七日,心欲实,令少思""刺毕,可静神七日,慎勿大怒,怒必真气却散之,……肝欲平,即勿怒""刺毕,静神七日,勿大醉歌乐""刺毕,精神七日,勿大悲伤也,悲伤即肺动,而真气复散也,人欲实肺者,要在息气也。"《素问·

上古天真论》还着重指出："无恚嗔之心……外不劳形于事,内无思想之患,以恬愉为务,以自得为功,形体不敝,精神不散,亦可以百数。"对此,张介宾在《类经·摄生类》中注释说："外不劳形则自安,故形体不敝;内无思想则心静,故精神无伤。内外俱养者,则恬愉自得而无耗损之意,故寿亦可以百数。"反之,如果内有思想之患,外又劳形于事,就会使人夭折。《素问·移精变气论》指出："忧患缘其内,苦形伤其外,又失四时之从,逆寒暑之宜,贼风数至,虚邪朝夕,内至五脏骨髓,外伤空窍肌肤,所以小病必甚,大病必死。"

嵇康在《养生论》一书中,对静志安神的疗法在养生和所治疾病中的积极作用,做了精辟的论述,他说："善养生者……清虚静泰,少私寡欲,知名位之伤德,故忽而不营,非欲而强禁也;识厚味之害性,故弃而弗顾,非贪而后抑也。外物以累心不存,神气以醇白独著,旷然无忧患,寂然无思虑,又守之以一,养之以和,和理日济,同乎大顺。"

陶弘景认为,静志安神,清心静养,必须提倡十二少,戒除十二多。他在《养性延命录》中指出："少思,少念,少欲,少事,少语,少笑,少愁,少乐,少喜,少怒,少好,少恶。行此十二少,养生之都契也。多思则神殆,多念则志散,多欲则损志,多事则形疲,多语则气争,多笑则伤脏,多愁则心慑,多乐则意溢,多喜则忘错昏乱,多怒则百脉不定,多好则专迷不治,多恶则憔煎无欢,此十二多不除,丧生之本也。"

孙思邈在《千金要方》中论证养生长寿时引用嵇康的话说："养心有五难,名利不去为一难,喜怒不除为二难,声色不去为三难,滋味不绝为四难,神虑精散为五难。五者必存,虽心希难老。"孙思邈认为,"凡人不可无思",一个人一点想念也没有这是不符合实际情况的,但是"当以渐遣除之"。这是因为"道在不烦",只有逐步做到不过分思虑饮食、声色、胜负、曲直、得失和荣辱,才能使人健康长寿。所以他引用彭祖的话说："道在不烦,但能不思饮食,不思声色,不思胜负,不思曲直,不思得失,不思荣辱,心无烦,形无极,而兼之以导引,行气不已,亦可得长年,千岁不死。"孙思邈认为一个人活到千岁的关键,就在于静志安神和心理上的自我控制,他在《千金翼方·养性禁忌》中指出："众人大言而我小语,众人多繁而我小记,众人悖暴而我不怒,不以事累意,不临时俗之仪,淡然无为,神气自满,此为不死之药。"鉴于上述这些认识,孙思邈在临床治疗中特别强调和重视静志安神的心理疗法,他在《千金要方》一书中指出:"病有四种,一冷痹,二气疾,三邪气,四热毒。若有患者,安心调气此法,无有不差也。"

刘完素在《素问病机原病式·气宜保命集》中指出:"形气贵乎安,安则有伦而不乱;精神贵乎保,保则有要而不耗";"神太用则劳,其藏在心,静以养之。"这是"全生之术"。

李东垣在《东垣十书》中指出:"安于淡薄,少思寡欲。省语以养气,不妄作劳以养形,虚心以维神……血气自然谐和,邪无所容,病安增剧""积气以成精,积精以全神,必清必静,御之以道,可以为天人。"

元代邹铉编著的《寿亲养老新书》指出:"善养生调治者,一者少言语养内气,二者戒色欲养精气,三者薄滋味养血气,四者咽精液养脏气,五者莫嗔怒养肝气,六者美饮食养胃气,七者少思虑养心气。人由气生,气由神住,养气全神,可得真道。"

龚廷贤在《病家十要》中指出:"六息妄想,须当静养,念虑一除,精神自爽。"

汪绮石在《理虚元鉴》一书中认为:"初发病尚轻浅,有以静养安乐而不药得愈者。"

曹慈山在《老老恒言》中更加强调指出:"养静为摄生首务。"

历代医家都把静志安神、清心静养作为常用的心理疗法之一,并广泛地应用于临床实践,静养与服药并济,每每收到良好的疗效。

一、惊悸怔忡

(1)《清代名医医案精华·马培之医案》载:"精气神为人身三宝。精藏于肾,气出于肺,神藏于心。心有所思,则精有所耗,神无所归,气无所附,百病生焉。心悸懒动,倦怠无力,便泄精关不固,谷食不香,心脾肾三脏皆亏,法当静养,勿虑勿劳为要。党参、白术、黄芪、龙齿、枣仁、远志、茯神、当归、木香、广皮、煨姜、红枣、龙眼、鱼肚。"

(2)《清代名医医案精华·王九峰医案》载:"经以喜怒伤气,寒暑伤形。冲脉起于肾下,出于气冲,夹脐上行,至胸中而散,冲脉动,则诸脉皆动,少腹属厥阴,厥阴肝也。气从少腹蠕动,逆冲于上,心慌意乱,跳跃如梭。肾不养肝,气失摄约,皆根蒂之亏。寡欲固是良谋,更宜恬淡虚无为妙,岂可尽持草木功能,一暴十寒何益。六味地黄加牡蛎、沙菀。"

二、癫痫

《清代名医医案精华·叶天士医案》载:"平昔操持,身心皆动,悲忧惊恐,情志内伤。渐渐神志恍惚,有似癫痫。其病不在一脏矣。医药中七情致损,二千年来,从未有一方包罗者。然宗旨总以阴阳偏胜为定评。凡动皆阳,当宗静以生阴是议。阳乘于络脉,阴不安,敛镇摄固,久进可效。家务见闻,必宜摒绝,百日为期。人参、廉珠、茯神、酸枣仁、炙草、生龙骨、山萸肉、五味子。"

三、痉厥

《清代名医医案精华·何书田医案》载:"平昔操劳过度,神思不摄,狂叫发厥,精神萎顿。脏象弦数不静,虽属阴亏,未宜进补。拟用清养心脾法,然须勿过烦劳为要,否则防惊悸怔忡。炒川连、炒归身、炒远志、柏子霜、制于术、白茯神、炙龟板、酸枣仁、炒丹参、石菖蒲。"

第二节　怡悦开怀法

"人逢喜事精神爽,雨后青山分外明"。人在高兴、愉快、喜悦的时候,不论做什么事情,都觉得称心如意。人在悲哀的时候,总是伤心流泪,感到心灰意冷,悲观绝望,看世界的一切都是死灰色。所谓"感时花溅泪,恨别鸟惊心"。一个人的心情、情绪的好坏,同疾病的发生、发展和转归变化有着十分密切的关系。俗语说"天天不发愁,活到百岁头""笑一笑,少一少,恼一恼,老一老""笑长寿,哭多病""多愁多病,越愁越病""忧愁烦恼,使人易老""生气催人老,欢乐变年少""笑笑说说散散心,勿说勿笑要成病",如此等等,都是有一定科学道理的。《景岳全书》指出:"若思郁不解而致病者,非得情舒愿遂,多难取效。"《医学正传》在论证乳腺癌的特征和早期治疗时,也强调怡悦开怀,情思如意,该书指出:"奶岩,始有核,肿结如鳖棋子大,不痛不痒,五、七年成疮。初宜多服疏气行血之药,须情思如意,则可愈"。所以,古代很多医家认为,只有怡悦开怀,心情舒畅,情思如意,然后配合服药,方能取得良好的疗效。否则,心情不畅,情志抑郁,则草木无情,石药无功,服药再多,也收效甚微。因此,怡悦开怀也是中医常用的心理治疗方法之一。

甘肃中医内科学会主编的《中医内科通讯》1985 年第一期,刊载了朱震亨用怡悦开怀法治疗抑郁症的一则史料:"浦江某秀才,聪明能干,新婚不久,爱妻暴病身亡,悲伤过度,忧郁成疾。曾请名医戴思恭诊治多次,病情未有起色。戴遂推荐朱震亨治疗。朱震亨问清病因,切过脉象,摸其腹部,曰:'君茶饭不思,纳食较差,乃有喜之候。'秀才听后失声大笑。回里后逢人便说,义乌神医朱丹溪诊余有喜,整日大笑。半月左右,病竟痊愈。"

在古代名医的医案中,采取怡悦开怀与服药并调的案例是很多的。现择要列举如下。

一、梅核气

《清代名医医案精华·赵海山医案》载:"操持过度,抑郁伤肝。肝脏厥阴之气,由胃系上升于喉。喉间不利。状如物阻,咯之不出,咽之不下。书云梅核气是也。速当扫尽尘气,自开怀抱,庶可与药饵并济。栝蒌、苏梗、贝母、桑叶、丹皮、昆布、射干、绿海粉、橄榄核、陈皮、半夏、杏仁。"

二、怔忡

《清代名医医案精华·王九峰医案》载:"大惊卒恐,心神肾志交伤。肾藏精,恐则精怯,精化气,怯则气无以化;心藏神,神化生精,惊则神乱,乱则精无以生;是以心胸振动,惶惶惕惕莫能自主。阳统乎阴,精本于气,上不安者,必由乎下。气虚者,必因于精,正依精气,互相之理,君相资生之道也。法当大补心肾,仍须尽释疑怀,使气归精,则神志安而病已矣。黑归脾去木香、桂元。"

三、惊悸

《清代名医医案精华·王九峰医案》载："因惊恐而致病者,主于肝胆;因病而致生惊恐者,属乎心肾。心为君主之官,端拱无为,相火代心行事,相火藏于两肾之间,经言七节之旁有小心,即其处也。肾为作强之官,技巧出焉。盖人之动作云为,皆赖肾中之火。此火一衰,则精神昏昏,形态颓残,而风痹痿痹等症,所由生也。今脐上卒然振动,惊惕莫能自主,旋竟上攻,两臂痿厥不收,逾时而已。脉数无力,面色戴阳,症势颇类无根之火。盖非相火衰微,乃悲思抑郁,致火不能宣扬不能生土,且南方卑湿,脾土常亏,既失所生,又素不足。脾湿生痰,湿痰化热,流注诸经,变幻不一。胃关于肾,肾志不安,肾志为恐,而蔽障于痰则悸。譬如水滴火中,则焰勃然而起,故自脐下而上升两臂,正合七节之旨。两臂亦中土太阴阳明三部,横走于肝,则脉不安。肝主谋虑,胆附于肝,胆主决断,为痰所扰则怯。诸恙虽见于目前,而病变已著于曩昔。人年已半百,而必少壮有持强之弊,非一朝一夕之故,其所由来渐矣,公议补脾肾,运中枢,以杜痰源,省思虑,益精神,以舒志意,方克有济。景岳言此为不慎其初,所以致病于后,今病已及身,而犹不知慎,则未有能善其后者。此言最切,当宜留意焉。六味地黄汤合六君子加沉香。"

四、不寐

《清代名医医案精华·何书田医案》载："七情抑郁,思虑伤脾,心营耗散,气郁不舒,以致不寐,胆怯惊疑不定。肝木作胀,时时哕气。脉形弦细,此痛证之机。能舒怀抱,戒烦恼,服药方许奏效。用加味归脾法。制于术、炙甘草、木香、山栀、远志、西党参、柏子霜、茯神、郁金、龙眼。"

五、郁证

《清代名医医案精华·叶天士医案》载："据述泻血五月,血止即患咳呛,左胁下有形如梗,身动行走,必眩晕欲仆。春夏减食,秋冬稍加。交冬人迎脉络结瘿,诊脉虚,左关尺数,此肝肾精血,因惊恐忧劳所伤,阳失阴恋,络中空隙,阳化内风,鼓动不息,日就消烁,不肯复原,为郁劳之症,四旬以外,生气已浅,非治病可却。春夏身中真气,不耐发泄可知。摒绝家务,开怀颐养,望其病缓。石决明、女贞实、杞子、黑芝麻、桑叶、阿胶、寄生、柏子仁、茯苓、炒当归。"

第三节　以疑释疑法

病者多疑。一个人患某种疾病以后,容易产生各种各样的怀疑或猜疑,或小病疑大,或轻病疑重,或久病疑死,有的人本来没有什么病变,偶然受到某些内外刺激,就疑神疑鬼,怀疑自己得了这样那样的重病。结果,无病之躯真的疑出一场大病。徐灵胎的《洄溪医案》中有这样一个病例:"同学李鸣古,性诚笃而能文,八分书为一时冠。家贫不得志,遂得奇疾,日夜有人骂之,闻其声而不见其形,其骂语恶毒不堪。遂恼恨终日,不寝不食,多方晓之不喻也。其世叔何小山先生甚怜之,同余往诊。李曰:"我无病,唯有人骂我耳。余曰:此即病也,不信。小山喻之曰:'子之学问人品,人人钦佩,岂有骂汝之人耶?!'李变色泣下曰:'他人劝我犹可,世叔亦来劝我,则不情甚矣。昨日在间壁骂我一日者,即世叔也,何今日反来面谀耶?!'小山云:'我昨日在某处竟日,安得来此? 且汝间壁是谁家? 我何从入? 愈辩愈疑,唯垂首浩叹而已,卒以忧死。'"

以疑释疑就是根据患者存在的思想疑虑,通过一定的方法,解除患者不必要的怀疑或猜疑,帮助他们去掉思想包袱,恢复健康,同样也是中医师常用的心理治疗方法之一。

《古今图书集成医部全录·医术名流列传·京城医者》记载了这样一个案例:"按《北梦琐言》,唐时京城有医者,忘其姓,名元横,中表间,有一妇从夫南中,曾误食一虫,常疑之,由是成疾,频疗不损,请看之。医者知其所患,乃请主人姨妳中谨慎者一人,预戒之曰:今以药吐泻,但以盘盂盛之,言有一小虾米走去,然切不得令病者知是诳给也。其妳仆遵之,此疾永除。"

张介宾的《类经》中记载了这样一则病例:"王中阳治一妇,疑其夫有外好,因病失心狂惑,虽投药稍愈,终不脱然,乃阴令人佯言某妇暴死,殊为可怜。患者忻然,由是遂愈。"

《古今医案按》一书中,也有两则这样的医案:"徐书记有室女,病似劳。医僧法靖诊曰:二寸脉微伏,是忧思致病,请示病因。徐曰:女子梦吞蛇,渐成此病。靖谓有蛇在腹,用药专下小蛇,其疾遂愈。靖密言非蛇也,因梦蛇过忧成疾,当治意而不治病耳。"

"一人在姻家过饮,醉甚,送宿花轩,夜半酒渴,欲水不得,遂口吸石槽中水碗许。天明视之,槽中俱是小红虫,心陡然而惊,郁郁不散,心中如有蛆物,胃脘便觉闭塞,日想月聚,渐成硬隔,遍医不愈,吴球往视之,知其病生于疑也,用结线红色者分开,剪断如蛆状,用巴豆二粒,同饭捣烂,入红线丸数十丸,令病人暗室内服之,又于宿盆内放水,须臾欲泻,令病人坐盆,泻出前物,荡漾如蛆,然后开窗令亲视之,其病从此解,调理半月而愈。"

以上四例,说明以疑释疑的心理治疗,也是一种行之有效的治病妙法。

第四节 转移注意法

转移注意式的心理治疗,就是把患者的注意力从疾病上转移到其他方面去,以便减轻病情或使疾病转向痊愈。有些人患某种疾病以后,往往将注意力经常集中在疾病上面,怕病情变重,怕不易治愈,怕因病影响工作、劳动、学习和生活,整天围绕着疾病胡思乱想,陷入苦闷、烦恼和忧愁之中,甚至紧张、恐惧,惶惶不可终日,有的病人甚至害怕到夜间不敢入睡,从而使病情加重。对于这类病人,名医常常采用言语诱导的方法转移病人的注意力,转内痛为外痛,移心病为腿病,以不治为乃治,每每收到不药而愈的疗效。《素问·移精变气论》指出:"古之治病,唯其移精变气"而已。移精,就是转移病人的精神、意志、思念和注意力;变气,是指通过注意力的转移,交利气血,以改变与调整病人的气机,从而使病变减轻或消除。

《灵枢·杂病》中记载的"哕……大惊之,亦可已"。即用大惊的方法来治疗一般的呃逆不止,这就是一种转移注意的心理治疗方法。

元代名医张子和治疗悲伤过度的病人,常在用药物医疗的同时,找来一些巫医、艺人,在一旁跳跃歌舞;或者在扎针时,找些善于声乐的人吹笛鼓琴,杂以歌唱,以转移病人的注意力,每每收到良效。他在《儒门事亲》中记有一事,"昔闻山东杨先生治府主洞泄不已,杨初未对病人,与众人说日月星辰源度及风云雷雨之变,自辰至未,而病者听之竟忘其圊。杨尝曰:"治洞泄不已之人,先问其所好之事,好棋者,与之棋;好乐者,与之笙笛勿辍。"这也是转移注意力的心理治疗方法。

运用转移注意的心理治疗方法给患者治病,在古代名医医案中也是不少的。《古今图书集成·医部全录·医术名流列传》记载明代程世光的事迹中,有这样一个案例:"有胎妇,儿腹啼,皆不能治。乃倾豆于地,令妇低首拾之,儿啼止。"这个孕妇听到胎儿在腹中啼哭,这是听觉中的一种幻听,不是生理上的病变,而完全是一种心理病态。程世光治疗时,一不处方,二不给药,只是"倾豆于地,令妇低首拾之"。于是孕妇忙于拾地上的豆子,把注意力从儿啼转移到拾豆上面,因而儿啼的幻听觉也就消失了。

《临证指南》指出:"郁证全在病者能移情易性。"叶天士讲的"移情易性",也就是转移注意力。叶氏有一次治疗一个患消渴症的病人,认为应该让病家把注意力转移到栽花种竹之间,用药方能取效,否则整天思虑疾病的盛衰,服药也是无效的。叶天士在医案中写道:"浊饮不解,经谓之膈消,即上消症也。言必移热于肺,火刑金象。致病之由,操之太过,刻不安静。当却尽思虑,遣怀于栽花种竹之间,庶几用药有效。"

何时希辑注的《历代无名医家验案》辑录了《怪病神医录》的一个医案:"岳州有名医某,闻声即知病之所在。某,心微痛,请诊之。诊毕曰:'心将生痈,不可为也'。其人哀退。医竭智图之,明日曰:'思得一方,姑妄为之'。因用笔于病人左腿上画一黑圈,大如杯,诚曰:'务刻刻目注圈内,心想圈内,白以为红矣,肿矣,发热矣,痛极矣;使一刻不如是,拥必不治。'其人如诚,至七日,果红肿,起一大痈。医曰:'心痈已移于此,可保无虞。'后医之未久,即廖。"这是通过意识的能动作用,对机体内部的生理功能进行自我调整的结果,因而是有其科学道理的。

1984年,《长寿》杂志上记载:当代著名的儿童教育家孙敬修,童年时代因较量手劲,用力过猛,造成内伤,长期吐血,并且每到凌晨三点钟就吐血,他母亲既无钱给他买药医治,也无力弄点补品给他调养,眼看着体质一天不如一天。他母亲心里十分着急,而年幼的孙敬修一到凌晨钟敲三点就紧张。有一天夜里,他母亲守护着他,眼看着钟又要敲三点了,一怒之下她把钟拨快了一小时,这时,孙敬修也醒了,瞧瞧钟已经四点了,就问妈妈为什么还没有吐血,他妈妈灵机一动回答说:"孩子,你的病好了。你看,今天都四点了,你还没有吐血!"从此,孙敬修的病逐渐好了,直到今天,孙敬修八十多岁了,还经常在电台和电视节目中给小朋友讲故事。这也是转移注意力的一种心理治疗方法。

　　某医院检验科,不慎发生了一起严重的工作失误,错将一位早期肝癌病人的检验结果,写到另一位普通病人的报告单上,而这普通病人的化验结果却写在早期肝癌病人的报告单上。自从那天开始,那位肝癌病人好像"死刑"得到特赦,宽怀释念,心情舒畅,亲朋好友都来为他庆幸。后来,经过其他治疗的配合,患者居然恢复了健康,精神饱满地重新走上工作岗位。这个偶然的案例,也足以说明转移注意力确实是治疗疾病的一种有效方法。

第五节　说理开导法

　　《灵枢·师传》指出:"人之情,莫不恶死而乐生,告之以其败,语之以其善,导之以其所便,开之以其所苦,虽有无道之人,恶有不听者乎。"这是说理开导式治疗的起源,它包括 4 点主要内容。第一,"告之以其败",就是向患者指出疾病的性质、产生疾病的原因、疾病的危害、病情的轻重深浅,引起病人对疾病的注意,使病人对疾病具有认真对待的态度,既不轻视忽略,也不畏惧恐慌。第二,"语之以其善",就是要耐心地告诉患者,只要及时治疗,积极与医务人员合作,按照医嘱进药或针灸,预后是好的,是能恢复健康的,以增强病人战胜疾病的信心。第三,"导之以其所便",就是要告诉患者如何进行调养,"绝房色,戒恼怒,节饮食,慎起居,莫信邪",知道养生的方法,能自我进行调理养病。第四,"开之以其苦",就是要帮助患者解除紧张、恐惧、消极的心理状态。这些做法,患者都是乐于接受的。

　　明代医家虞抟在《医学正传》一书中谈妇女难产时指出,产育之难者,其直接的原因,是由于产妇"用力太早太过",而间接的原因,则是没有进行说理开导,没有预先向产妇讲清楚"生育道理",因而"临事仓惶""用力失宜,遂有难产之危"。所以虞氏认为,要避免妇女难产,预先进行说理开导是重要的一法。

《续名医类案》中,记载的卢不远治沈君鱼一案,是进行说理开导式的心理治疗的范例:"沈君鱼,终日畏死,龟卜筮数无不叩,名医之门无不造"。但是病情总是不见减轻。一日,请卢不远诊治。卢一边开方给药,一边正面说理开导解释,沈君鱼的思想负担略有减轻;但是第二天一早,沈又去找卢说:卜卦者说我十日当死,心中更加恐惧,以致不敢独睡,卢就先"留宿斋中,大壮其胆"。接着,又带他到青山丛中的寺庙里,请谷禅大师讲授"性命之原"的知识,进一步进行开导,使沈君鱼也来"悉心研究性命之原",当他明白人为什么有生有死的道理时,思想安定了,恐惧心理消除了,精神振奋,病也就不药而愈。

有一个人丢失了一枚绣花针,怀疑自己不当心误吞进喉咙,于是就感到身上有许多可怕的病症,甚至感到喉部也肿起来了,他去找一位医生检查,医生没有发现什么病象,就耐心地劝他回去找一找,有没有忘记在什么地方?后来,他在无意中发现了遗失的那枚绣花针,才醒悟自己并没有吞针,满腔的疑虑解决了,一切病象也就消失了。

第六节　以情胜情法

中医科学理论认为,喜、怒、忧、思、悲、恐、惊 7 种心情,不仅是引起疾病的主要因素之一,而且还是治疗和防止某些疾病的有效方法。《素问·阴阳应象大论》早就指出:"怒伤肝,悲胜怒""喜伤心,恐胜喜""思伤脾,怒胜思""忧伤肺,喜胜忧""恐伤肾,思胜恐"。元代著名中医学家朱震亨进一步发展了《黄帝内经》的学术思想,指出:"五志之火,因七情而起,郁而成痰,故为癫痫狂妄之证,宜以人事制之,非药石所能疗也,须诊察其由以平之。怒伤于肝者,为狂为痫,以忧胜之,以恐解之。喜伤于心者,为癫为痫,以恐胜之,以怒解之。忧伤于肺者,为痫为癫,以喜胜之,以思解之。思伤于脾者,为痫为癫为狂,以怒胜之,以喜解之。恐伤于肾者,为癫为痫,以思胜之,以忧解之。悲伤于心胞者,为痫,以恐胜之,以怒解之。"

在朱震亨之前,张子和对《黄帝内经》提出的以情胜情、以情制情的心理治疗方法的理解,富有独到之见,他指出:"悲可以治怒,以怆恻苦楚之言感之;喜可以治悲,以谑浪戏狎之言娱之;恐可以治喜,以恐惧死亡之言怖之;怒可以治思,以污辱欺罔之事触之;思可以治恐,以虑彼志此之言夺之。凡此五者,必诡诈谲怪,无所不至,然后可以动人耳目,易人听视。"

明代医学家张介宾在《类经》中指出:"悲忧为肺金之志,故胜肝木之怒。悲则不怒,是其征也""恐为肾水之志,故胜心火之喜。恐则不喜,是其征也""怒为肝木之志,故胜脾土之思。怒则不思,是其征也""喜为心火之志,能胜肺金之忧。喜则神畅,故胜忧也""思为脾土之志,故胜肾水之恐。深思见理,恐可却也"。

临床实践证明,因七情所伤而致病者,用以情胜情、以情制情的心理治疗方法,是有一定效果的。

一、喜伤心者以恐胜之

翁寿承在《吴医汇讲》一书中指出:"心有所乐谓之喜,何反谓喜伤心哉?凡人之气,以平为期,不及者病,过者亦病。经曰:'心藏神,神有余则笑不休'。试即以'不休'二字味之,乃乐之过而失其正也。当此乐以忘忧之际,有放心而不知求其心,所藏之神不亦因之而涣散乎?至于恐能胜喜,其义维何?盖喜为心志,恐为肾志,水能制火,既济之道也。抑更有显而易见者,人当极喜之时,适有恐惧之事,猝然遇之,莫不反喜为忧者,唯喜之情缓于恐,而恐之情急于喜也。是以水火克制之理言之,或近傅会,而不知胜复之道本乎人情,实有深相印合者。"

《儒门事亲》中有一个恐胜喜的病案:"昔庄先生治一人以喜乐之极而病者。庄切其脉,为之失声。佯曰:吾取药去。数日更不来。病者悲泣,辞其亲友曰:吾不久矣。庄知其将愈,慰之。诘其故,庄引《素问》曰惧胜喜。"

《续名医类案》记有一个病例:"先达李其性,归德府鹿邑人也,世为农家。癸卯获隽于乡,伊父以喜故,失声大笑。及春,举进士,其笑弥甚,历十年,遂成痼疾。初犹间发,后宵旦不能休。大谏甚忧之,从容与太医某相商,因得所授,命家人给乃父云:大谏已殁。乃父恸绝儿殒,如是者十日,病渐瘳。佯而为邮语云:赵大天治大谏,绝而复苏。李因不悲,而症永不作矣。

盖医者意也,喜则伤心,济以悲而乃和,技进于道矣。"

《冷庐医话》记载:"明末高邮袁体庵,神医也,有举子举于乡,喜极发狂,笑不止。"求体庵诊之。惊曰:"疾不可为矣!不以旬数矣,宜急归,迟恐不及矣。道过镇江必更求何氏诊之。"遂以一书寄何。其人至镇江而疾已愈,以书致何。何以书示之曰:"某公喜极而狂,喜则心窍开张,不可复合,非药石之所能治,故以危言惧之以死,令其忧愁抑郁,则心窍闭,至镇江当已愈矣。"其人乃北向再拜而去。

以上三例,说明喜伤心者,以恐解之,在理论上是有其科学性的,在实践上也是有效的。

因喜致病者,还可以用怒来治之。《续名医类案》里记载了一例怒胜喜的病案:"邱汝诚治一女子,恒笑不止。求诊,问生平所爱何衣?令着之,使母与对饮,故滴酒沾其裙,女大怒,病遂瘥。"

二、思伤脾者以怒胜之

翁寿承在《吴医汇讲》中说:"脾志思而肝志怒,木能克土,此其理也,而曰伤曰胜,义亦易明。岐伯曰,思则心有所存,神有所归,正气留而不行,故气结矣。盖脾处中州而属土,喜健运而恶郁结,思则气结,故曰伤也,况思虽为脾志,而实本乎心,心者,脾之母也。今以多思而心营暗耗,母气既虚,则所以助脾者亦寡矣。若夫怒可胜思,不言而喻,尝见人熟思审处之时,忽有拂逆之加,一朝之忿,无不为己,前此之思之弗得忽措者,至此而无暇计及矣,此无他,亦惟人之常情,有缓与急而已矣。"

《古今图书集成医部全录·医术名流列传·文挚》记载了这么一件历史事实:"按《吕氏春秋》齐闵王疾,使人之宋迎文挚。文挚诊王疾,谓太子曰:非怒则王疾不可治;怒则文挚死,太子曰:苟已王疾,臣与母以死争之,愿先生勿患也。文挚曰,诺。与太子期而往。不当者三,齐王固已怒矣,文挚至,不解履登床,履王衣问疾。王怒不与言,文挚因出陋辞以重怒王,王吐而起,遂乃疾已。"

《三国志·华佗传》里记载了这样一件事:"有一郡守病。佗以为其人盛怒则差,乃多受其贷而不加治,无何弃去,留书骂之,郡守果大怒,令人追杀佗。郡守子知之,属使勿逐。守瞋恚既甚,吐黑血数升而愈。"

《儒门事亲》中记载张子和治一富家妇人,"伤思虑过甚,二年不寐,药石无效""两手脉俱缓,此脾受之也,脾主思故也"。他按照"思伤脾者,以怒胜之"的原则,"乃与其夫以怒而激之,多取其财,饮酒数日,不处一方而去"。结果,"病人大怒,汗出,是夜困眠,如此者八九日不瘳,自是而食进,脉得其平"。

戴良在《丹溪翁传》一文中,记载了朱震亨运用"怒胜思""喜解思"的心理疗法治愈一妇女郁证的病例。"一女子病不食,面北卧者且半载,医告术穷。翁诊之,肝脉弦出寸口。曰:此思男子不得,气结于脾故耳。叩之,则许嫁夫入广且五年。翁谓其父曰:是病唯怒可解,盖怒之气击而属木,故能冲其土之结,今宜触之使怒耳。父以为不然,翁入而掌其面者三,责以不当有外思。女子号泣大怒,怒已进食。翁复潜谓其父曰:思气虽解,然必得喜,则庶不再结。乃诈以其夫有书,且夕且归。后三月,夫果归,而病不作。"

《续名医类案》记有一病例:"一女与母相爱,既嫁,母丧,女因思成疾,精神短少,倦怠嗜睡,胸膈烦闷,日常怏怏,药不应。"医生诊后说:"此病自思,非药可愈。"当时患者所在地区十分相信女巫假托降神讲的"祸福"。医生就请她的丈夫买通巫婆,通过巫婆之口假借病人的母亲附体讲了这样一番假话:你与我(指病人母亲)前世有冤,所以你故意托生于我,想谋害我,克煞我,我的死完全是你害的。现在我在阴间,"欲报汝仇,汝病怏怏,实我所为。生则为母女,死则为寇仇"。病人听了大怒说:"我因母病,母反害我,我何思之。"于是再也不思念她的母亲,后来病果然好了。这个病案虽然有些迷信的色彩,但其主要精神讲的还是思伤脾者,可以用怒治之的道理。

此外,思伤脾者,也可以喜解之。这样的案例,古代亦有记载,万全的《幼科发挥》中就记有一例:"一儿半岁,日忽惨然不乐,昏睡不乳,予曰:形色无病,将谓外感风寒,则无外感之证。此儿莫非有所思,思则伤脾,乃昏睡不乳也。其父母悟云:有一小厮相伴,吾使他往,今三日矣。乳母亦云:自小厮去后,便不欣喜,不吃乳。父急命呼之归,儿见其童嘻笑。"

三、悲伤心者以喜胜之

《黄帝内经》指出:"忧则气结,喜则百脉舒。"又曰:"喜胜悲"。所以,治疗悲伤心的患者,应该以喜胜之。《儒门事亲》中有一医案:"息城司候,闻父死于贼,乃大悲哭之,罢,便觉心痛,日增不已,月余成块,状若覆杯,大痛不住,药皆无功。议用燔针炷艾。"病人恐惧,求治于张子和。张子和去诊视时,"适有巫者坐其旁,乃学巫者,杂以狂言,以谑病者。"病者"大笑不忍,回面向壁。一二日,心下结块皆散。"

四、恐伤肾者以思胜之

翁寿承在《吴医讲汇》中说:"恐为肾之志,何即伤肾乎? 盖'肾者主蛰,封藏之本',喜静而不喜动,恐则气下,偏能动之,如张子和云:恐气所致,为骨酸痿厥,为暴下清水,为阳痿,为惧而脱颐,凡此诸症,非皆伤肾之明验欤? 若善思者处此,即非常临之,身有定识,岂得以恐惧摇其意志哉? 况思虑之志出乎脾,以思胜恐,亦即以土制水,论情论理,亦适符也。"

《晋书·乐广府》记载:"尝有亲客,久阔不复来,广问其故,答曰:前在坐,蒙赐酒,方欲饮,见杯中有蛇,意甚恶之,既饮而疾'。于是河南(乐广担任河南尹)听事(听事堂)壁上有角(弓),添画作蛇,广意杯中蛇即角影也。复置酒于前处,谓客曰:'酒中复有所见否?'答曰:'所见如初。'广乃告其所以,客豁然意解,沉疴顿愈。""杯弓蛇影"这一成语所讲的历史事实,说明由恐惧引起的疾病,是可以用"深思"的方法来解除其恐惧紧张的心理状态,从而使疾病消除,恢复健康。

五、惊伤胆者以恐胜之

朱震亨指出:"惊伤于胆者,为癫,以忧胜之,以恐解之。"

张子和认为:"惊,以其忽然而遇之也,使习见习闻则不惊矣""唯习可以治惊"。《儒门事亲》记有一医案:"卫德新之妻,旅中宿于楼上,夜值盗,劫人烧舍,惊坠床下,自后,每闻有响,则惊倒不知人,家人辈摄足而行,莫敢冒触有声,岁余不痊。诸医作心病治之,用人参、珍珠及定志丸皆无效。"张子和去诊疗时,认为"惊者为阳,从外入也;恐者为阴,从内出也;惊者为不知,恐者自知也。"足少阳胆经属肝本,胆者敢也,惊惧则胆伤矣。于是乃命二女子执其两手,按高椅之上,前置一小几。张说:"娘子当视此",以一木猛击几,妇大惊,张说:"我以木击几,何以惊乎?"少定,又击之,惊也缓;又连击三五次,同时暗中遣人以杖击门和击背后之窗,妇惊定,笑问是何治法?张子和说:"惊者平之,平者,常也,平常见之,必无惊。"是夜复使人去击门窗,自夕达曙,无惊状,病愈。嗣后虽闻雷声亦不惊。

以上这例说明,因惊而病者,可以通过恐吓的方法,让患者知道受惊的原因,从而解除其紧张、恐怖的心理状态,疾病是能够减轻以至痊愈的。

六、忧悲伤肺者以喜胜之

翁寿承在《吴医汇讲》中指出:"肺为气主,忌乎膹郁。曰:'忧愁者,气闭塞而不行。'是忧伤肺之由也。至于喜可胜忧,其义何故?亦考岐伯曰:喜则气和志达,营卫通利,故气缓矣。则以闭塞者而和缓之,岂不得谓之胜乎?然亦更有明显者,凡人有所忧愁,每多胸膈不舒,适逢欢快之事,即可情怀开旷,此尤情性之常,宁独火可胜金而已哉。"

乐以忘忧。笑能驱逐愁闷,散发心中的积郁。哈哈一笑,心中的烦恼、忧愁、悲观、苦闷,都会烟消云散。

《古今图书集成医部全录》中亦有二则喜胜忧的医案。

其一,"韩丞相疾,天方不雨,更十医罔效。左友信最后至,脉已,则以指计甲子曰:'某日当雨'。竟出。韩疑曰:'岂为吾疾不可为耶?何言雨而不及药我也。'既而其夕果雨,韩喜,起而行乎庭,达旦,疾若脱去。乃召左至而问之。对曰:'公相之疾,以忧得之;私计公相思且仁,方今久旱,必为民忧,以旱为忧,必以雨而疗,理固宜然,何待药而愈耶!此亦《素问》喜胜忧也。'"

其二,"有荷担贩盐者,家无斗粟,盐为捕所夺,呕血数升,匍匐求治。(钱)同文潜以白金半锭杂药中,其人启函得金,以为误也。同文曰:'我安得有金?即遣汝,必明告妆矣。'其人得金喜,饮药立愈。"

《古今医案按》有一医案:"丹溪治陈状元弟,因忧病咳唾血,面黧色,药之十日不效,谓其兄曰:此病得之失志伤肾,必用喜解,乃可愈。即求一足衣食之地处之,于是大喜,即时色退,不药而愈。"

《续名医类案》中有二则喜胜忧的医案:

其一，"一宦素谨言。一日会堂属官筵中，有萝卜颇大，客羡之，主曰尚有大如人者。客皆笑以为无，主则悔恨自咎曰：人不见如此大者，而吾以是语之，宜以吾言为妄且笑也。因而致病，药不应。其子读书达事，思其父素不轻言，因愧羞成病，必须实所言，庶可解释，遂遣人至家取萝卜如人大者至官所，复会堂，强扶父病而陪，陪至数巡，以车载萝卜至席前，客皆惊讶，其父大喜，厥旦疾愈。"

其二，一县差，"拏犯人，以铁索锁犯，行至中途投河而死。犯家告所差人，索骗威逼致死。所差脱罪，未免费财，忧愤成病，如醉如痴，谬言妄语，复无知识。"汪石山诊之曰："此以费财而忧，必得喜乃愈，药岂能治哉?! 令其（家属）溶锡作银数锭，置其侧。病者见之，果喜，握视不置，后病遂愈。此以喜胜忧也。"

七、怒气伤肝者以悲胜之

翁寿承在《吴医汇讲》中指出："肝为木脏，欲散而苦急，经曰'肝气虚则恐，实则怒。'又曰'怒则气上'。夫以将军之官，至刚之脏，复以嗔怒而助其气，是急也，非散也，故曰伤也。若夫悲者，有所哀痛而然也，经曰'悲则气消'，则当气逆之时，适以此消气者值之，谓之曰胜，谁曰不然……怒为肝志，何独非肺志之忧胜之，而云'悲胜怒乎'？ 盖喜怒忧思悲恐惊，其情有七，而五脏止有五志，故遗去悲与惊二者，以悲与忧相类，皆属不遂其心也；惊与恐相类，皆有所怯也，唯悲之情较急于忧，故其胜怒为更切耳。由此观之，即谓之忧胜怒，亦何不可。"

赵献可在《医贯》中指出："世人因郁而致血病者多，凡郁皆肝病也。木中有火，郁甚则火不得舒，血不得藏而妄行。但郁之一字，不但怒为郁，忧亦为郁，怒与忧固其一也。"这是因为忧极不表现为悲，便表现为怒，因而"怒与忧固其一也"，所以在治疗上，治怒既可以用悲胜，也可以用喜制。

张子和的《儒门事亲》中有这样一个医案："项关令之妻，病怒不欲食，常好呼叫怒骂，欲杀左右，恶言不辍，众医处药，半载无效。"张子和诊视之后，认为"此难以药治"，于是就用娱乐活动和诱食美味的心理治疗法来解除病人的情志郁结。"使二娼各涂丹粉，作伶人状，其妇大笑。次日，又令作角抵,又大笑。其旁,常以两个能食之妇,夸其食美。其妇亦索其食而为一尝之。不数日,怒减食增,不药而瘳,后得一子。"

认为七情这种心理因素是致病的重要原因之一,乃是中医学理论的独特见解。采取以情胜情、以情制情的心理治疗方法,更是中医学理论的一项创举。七情可致病亦能治病的身心统一观,充满着唯物主义辩证法,是中医学宝库中的精华之一。

第五章
针灸疗法在精神障碍的临床运用

中医学认为,经络的功能是运行气血,沟通内外,营养和保卫机体。气血运行的机制障碍则发生疾病,针灸法的作用就是疏通络道,排除障碍,修复气血的运行机制,从而达到治疗目的。

讲究的技巧是取穴和手法,临床常见的取穴原则分循经取穴、邻经取穴和五行配穴等多种。针刺手法虽然名目繁多,但总不外乎补虚泻实两大类,临床实践证实,尽管穴位选择的正确与否对疗效起着关键性作用,但是如果没有恰当、熟练的手法,也难达到预期的效果。可见三者相得益彰,不可偏废。

用针灸法治疗精神病的历史悠久,源远流长,它同针灸法本身一样倍受历代医家的高度重视。《灵枢》《针灸甲乙经》《类经》《针灸大成》等经典著作,对用针灸法治疗精神病都有详细的介绍。如《灵枢·癫狂》对"狂始生"主张取手太阴、阳明及足太阴、阳明等经的穴位;《类经》对"癫始生"的治法主张"取手太阳支正、小海、手阳明偏厉、温溜;手太阴太渊、列缺"等穴。《针灸大成·心邪癫狂门》主张"狂言:太渊、阳溪、下廉、昆仑。多言:百会。喜笑:水沟、列缺、阳溪、大陵。喜哭:百会、水沟。目妄视:风府。狂走:风府、阳谷。呆痴:神门、少商、涌泉、心俞……"

近年来在用针灸法治疗精神病的研究方面虽有长足进展,但在临床上仍以癫狂作为分型的依据而制定取穴施治方案。如对癫证的心脾郁结、胆虚挟痰型,主张取印堂透心区以及内关、足三里等穴;对肝肾阴虚、心阳上浮型,主张取印堂透心区以及内关、三阴交等穴;对痰阻包络、清阳受蒙型,主张取四神聪、哑门、内关、通里、丰隆等穴;对狂症的痰热交阻、神不守舍型,主张取人中透龈交,间使透支沟、丰隆或鸠尾透巨阙以及上、中脘等穴。

在针刺手法方面,主张癫证轻刺捻转,狂证重刺提插;癫狂合病则捻提结合,轻重并施。

临床实践证实,用针刺法治疗精神病确可收到其他不可替代的疗效。许多癔症、反应性精神病,单用针刺疗法就会效如桴鼓。对精神分裂症、躁狂抑郁症等难治性精神病,如果配合针刺疗法,既可提高疗效,又能大大缩短疗程。

第一节　脑血管性痴呆

脑血管性痴呆是指脑部血管舒缩功能失调,引起血液循环发生动力学改变,或由于血管壁、管腔的变化和血管充盈的变化等,影响血液的正常供应所引起的精神障碍。其表现为精神抑郁,表情淡漠,坐如木偶,沉默寡语,或哭或笑,幻觉妄想,意识障碍,肢麻震颤,头晕目眩等。属中医学"文痴""善忘""癫狂"等病症,临床多有高血压、中风等病史。发病年龄多见于50岁以上的人,40岁以上亦有发病者。

【病因病机】

脑位于颅内,由精髓汇聚而成,其性纯正无邪,有气血滋养,精髓充实,才能发挥"元神之府"的功能。人至中年,由壮渐老,脏腑功能渐衰;或时值老年,肾精亏损,髓海失充,气血不足;或兼忧思、恼怒、嗜酒等诱因,皆可使脏腑功能失调,阴阳偏离,而出现火、气、痰、瘀、虚互为因果等病理因素,扰乱清窍,灵机呆钝而发病。

【辨证】

(1)痰热阻窍:心中烦躁,躁忧不宁,痰黄黏稠,气急喘满,夜不入眠,意识障碍,不识家人,言语错乱,舌质红绛、苔黄厚腻,脉弦滑数。

(2)肝气郁结:情感脆弱,极易伤感,易激惹,情绪抑郁,焦虑苦闷或悔恨,甚或欣快或呆滞,或出现强制性哭笑,舌苔薄,脉细弦。

(3)肝阳上亢:情绪易激惹,睡眠不佳,做噩梦,易惊醒,头昏,眩晕或耳鸣头痛或头胀痛并伴有沉重感,易疲乏,注意力不集中,记忆力差,工作不能持久,甚或焦虑不安,恐惧或忧虑,或伴兴奋,烦躁口干,舌质红,脉弦大,寸脉尤甚。

(4)瘀血忧心:病程较久,血脉痹阻,气血不通,卒中发作,意识朦胧,精神错乱,兴奋躁动,一般维持时周不长,事后病人完全遗忘或只有部分回忆,少腹硬满,疼痛拒按,小便自利,大便色黑,舌紫暗、有瘀点,脉沉数或沉涩。

(5)痰湿内阻:神情呆滞,语言错乱,或喃喃独语,头晕眩,食欲欠佳,胸闷腹胀,或呕恶,舌苔白厚腻,舌体胖,脉濡或滑。

(6)肝郁血虚:胸胁胀满,情怀不畅、烦躁易怒,思考、理解问题均感困雕,遇事易惊,面色、指甲苍白,舌苔薄、舌暗或淡,脉细弦。

(7)心脾两虚:言语错乱,思维贫乏,面色无华,神倦肢软,食欲欠佳,失眠易惊,语声低怯,舌淡,脉细。

(8)肝肾阴亏:精神萎靡,被害或嫉妒妄想,目光晦暗,面色憔悴,言语迟纯,步履沉重,四肢麻木,或颤抖,头晕目眩,耳鸣耳聋,手足心热,两颧潮红,盗汗,舌红、无苔,脉细数。

(9)髓海空虚:近期记忆明显减退,思维迟纯,联想困难,定向障碍,工作能力下降或丧失,或生活不能自理或发卒中。面色苍老多皱,步态不稳,语言颠倒,毛发失荣,怠惰喜卧,舌质淡,脉细弱。

【治疗】

1. 痰热阻窍

治法:清熟化痰,清心开窍。用泻法。

取穴:人中、合谷、百会、印堂、内关、后溪、阴陵泉。

方义:人中系督脉、手阳明大肠脉与足阳明胃脉之会穴,百合亦属督脉,泻人中、百会清热开窍;阴陵泉、后溪清热化痰;内关、风池、翳风、印堂益聪安神。

2. 肝气郁结

治法:疏肝解郁,调理情志。用补泻兼调法。

　　取穴:太冲、内关、合谷、印堂、百会。

　　方义:太冲系足厥阴肝经原穴,与内关相合,疏肝解郁,调理情志;合谷、印堂、百会镇静安神。诸穴相配,相得益彰。

3.肝阳上亢

　　治法:平肝息风,育阴潜阳。用补泻兼施法。

　　取穴:太冲、太阳、风池、内关、三阴交。

　　方义:太冲系肝经的俞穴,又是肝经的原穴,泻太冲可平肝息风;内关、三阴交育阴潜阳;足三里、太阳、风池,皆是治疗痴呆的经验穴。

4.瘀血扰心

　　治法:活血化瘀,通经活络。用泻法及平补平泻法。

　　取穴:人中、合谷、中脘、心俞、阳陵泉、太冲、曲池、外关。

　　方义:人中、合谷、中脘、心俞用泻法,并强刺激,可活血化瘀,开窍安神;阳陵泉、三阴交、太冲、外关、曲池诸穴用平补平泻法,可通经活络。

5.痰湿内阻

　　治法:燥湿化痰,开窍安神。用泻法。

　　取穴:中脘、足三里、丰隆、合谷、大敦、内关。

　　方义:中脘、足三里、丰隆调理中焦,健脾,燥湿化痰;合谷、大敦、内关开窍醒神,亦是治呆要穴。

6.肝郁血虚

　　治法:舒肝养血、调畅气机。用辅法及平辅平泻法。

　　取穴:肝俞、太冲、中脘、足三里、关元、内关。

　　方义:肝俞、太冲、中脘、足三里舒肝养血、调畅气机;同时,中脘、足三里、关元又是强壮之穴;内关调畅情志,可治胸胁胀满。

7.心脾两虚

　　治法:补益心脾,健脑安神。用补法。

　　取穴:中脘、足三里、内关、关元、百会、天枢、三阴交。

　　方义:补中脘、足三里、关元、天枢、三阴交健脾益气,调和气血;内关属厥阴心包经,针灸之则养心安神;百会健脑安神。诸穴相配,共奏补益心脾、健脑安神之功。

8.肝肾阴亏

治法:滋补肝肾,养阴益聪。用补法。

取穴:关元、肾俞、足三里、百会、中脘、肝俞、太冲、风池、翳风、耳门。

方义:关元、肾俞滋补肾阴;肝俞、太冲益肝;足三里、中脘皆为强壮之要穴;百会、风池、翳风、耳门聪耳开窍,善治头晕目眩及幻觉妄想之症。

9.髓海空虚

治法:填精补髓,兴阳增智。用补法。

取穴:关元、肾俞、命门、百会、神门、足三里、风池、翳风、大敦、肾俞。

方义:关元位居丹田,为元气之根,有"气海"之称,肾俞系肾之俞穴,命门属督脉,三穴合用,填精补肾、益髓,振奋元阳;百会、神门健脑,增强智力;足三里为强壮之穴;风池、翳风、大敦益聪开窍。全方共奏填精补髓、益阳增智之功。

加减:卒中发作加人中、百会、大敦、足三里、合谷;偏瘫,上肢瘫加合谷、曲池、外关、肩髃,下肢瘫加环跳、殷门、承山、阳陵泉、昆俞、太冲、三阴交、委中;言语不利、口眼歪斜加合谷、下关、地仓、颊车、廉泉;血压升高加曲池、三阴交、太冲、涌泉、阳陵泉、足三里;头痛头晕加太阳、行间、百会、风池、合谷。

【典型病例】

例1 刘××,男,58岁,干部。初诊日期:1983年6月20日。

患者于3个月前突感左手无力,言语謇涩,流涎,心烦易怒,或焦虑苦闷,并有时出现强制性哭笑。历经中西医治疗无效。经人介绍,前来就诊。诊见病人表情呆滞,言语不利,左手无力,偶见强制性哭笑,舌苔薄白,脉细弦。CT示:右侧基底节腔隙性梗死。中医诊断:①中风;②文痴。西医诊断:脑血管性痴呆。证属:肝气郁结,引动肝风,经络阻滞。治法:疏肝解郁,息风通络。取穴:太冲、太阳、合谷、印堂、百会、曲池、肩髃、内关、廉泉、翳风。用补泻兼施手法。每次取4~6穴,交替使用,每次留针30分钟,每日1次。针至周余,诸症大减,神情清爽。再继续治疗月余,基本痊愈。随访3年,未见复发。

例2　张××,女,52岁,农民。入院日期:1984年5月25日。

患者于6年前精神失常,言语错乱,夜不安寝,冲动打人,曾在某精神病医院按精神分裂症治疗数年,效果不佳。近1年来,发现患者言语不利,疑神疑鬼,智力欠佳,记忆力明显减退,有时不识家人,右侧肢体活动不利。其间曾求诸中西医治疗,皆无效验。诊见病人神志清楚,自动体位,表情呆滞,形体瘦削,面色无华,右侧鼻唇满稍淡,言语謇涩,反应迟钝。右侧肢体活动不利,肌力Ⅳ级,肌张力增高,感觉减退。舌质紫、苔黄,脉弦滑数。头颅CT示左侧基底节内膝部血栓形成。中医诊断:①中风;②文痴。西医诊断:①左侧大脑中动脉血栓形成,左半侧轻瘫;②脑血管障碍性痴呆。证属:血瘀为患,阻蒙神明。治法:活血化瘀,通经活络。用泻法及平补平泻法。取穴:人中、合谷、中脘、心俞、阳陵泉、太冲、曲池、外关、环跳、殷门、涌泉。每次取4~6穴,交替使用,加电留针1小时,每日1次。因其病程较久,故加用家传"五龙治呆丹",每次3克,每日3次,于饭前用温开水送下。连续治疗3周,自觉头脑较清,精神转佳,表情亦有一定好转,舌质紫变浅,舌苔薄黄,脉弦数。瘀血渐退,肾阴虚渐显,继以滋补肾阴之法治疗月余,并配合语言及肢体功能训练等综合治疗后,患者行为、思维、肢体运动等基本恢复正常,生活自理,基本痊愈出院。

例3　李××,男,52岁,已婚,工人。入院日期:1992年8月10日。

患者于半年前出现头晕,忘事,有时不识家人,睡眠不佳,经用中西药治疗未见明显好转。近1个月来因操办儿子婚事劳碌过度,出现不眠,易惊,头晕加重,言语啰嗦重复,不识家人,称妻子为奶奶,一会又称妻子为大嫂等,忘记刚吃过的饭菜,分不清上午或下午。并出现右侧肢体活动不灵活,上下肢无力或不能握物。诊见病人表情淡漠呆滞,面色憔悴,面额潮红,目光晦暗,舌红、无苔,脉细弦数。CT示:左侧顶叶多发性梗死。中医诊断:①中风;②文痴。西医诊断:①脑血管性痴呆;②右半侧轻瘫。证属:肝肾阴亏,肝风内动,经络受阻。治法:滋补肝肾,养阴益聪。息风通络。取穴:关元、肾俞、涌泉、足三里、中脘、肝俞、太冲、风池、翳风、耳门、内关、合谷。用补法。每次取4~6穴,交替使用,每次留针40分钟,每日1次。同时加用自拟龙虎定坤丹。治疗2周,精神转佳,已能认识家人,患侧上下肢较前有力。又继续治疗月余,基本痊愈出院,随访2年余,病情稳定。

第二节 癫 痫

癫痫,中医亦称癫痫,又称痫证,俗称"羊癫疯"。其特征为猝然昏倒,不知人事,手足搐搦,口吐涎沫,两目上视,或口中作猪、羊等叫声,移时苏醒,时发时止,发无定时;小发作则表现为瞬间的神志模糊,可出现眼睛直视,一时性失神,或口角抽动、吮嘴等动作。

【病因病机】

由先天因素和后天因素所诱发。先天因素多由母体突受惊恐,导致气机逆乱,或致精伤而肾亏。后天因素,多由七情失调、脑部外伤、饮食不节、劳累过度,或患他病之后造成脏腑失调,痰浊阻滞,气机逆乱,风阳内动所致。

【辨证】

(1)痰火互结:突然昏仆,抽搐吐涎,气粗息高或有吼叫,平素情怀不畅,急躁心烦,头痛失眠,咳痰不爽,口苦而干,便秘,舌红、苔黄腻,脉弦滑数有力。

(2)风痰闭塞:发作前多有眩晕、胸闷、泛恶、乏力等先兆,继则猝然昏倒,不省人事,抽搐吐涎,目珠上视,口眼㖞动,或伴尖叫与二便失禁,舌苔白腻,脉滑大。

(3)痰瘀结阻:发时头痛头晕,旋即发出叫声,抽搐吐涎,口面青紫,口干,每次发作多于夜间或除雨天,舌质紫、有瘀点,脉弦或弦滑。

(4)脾虚痰壅:癫痫大发作,或小发作,不思食,头晕,乏力,舌质淡、苔白,脉浮弦滑。

(5)气血两虚:癫痫发作日久,发前头晕心悸,手足搐搦,发时突然昏倒,意识丧失,口中吐沫,醒后如常人,兼见两目干涩等症,舌质淡、苔薄白少,脉细滑。

(6)心肾亏损:癫痫发作经年不断,健忘,心悸,头晕目眩,腰膝酸软,神疲乏力,发时突然昏倒,神志昏愦,面色苍白,四肢抽搐,口中吐沫,二便自遗,出冷汗,继则发出鼾声作睡,移时苏醒,舌苔薄腻,脉细弱。

【治疗】

1. 痰火互结

治法:清热去痰,醒神开窍。用泻法。

取穴:人中、百会、中脘、足三里、丰隆。

方义:人中、百会、合谷清热开窍;中脘、足三里、丰隆调理中焦而去痰。全方共奏清热去痰、醒神开窍之功。

2. 风痰闭塞

治法:豁痰息风,开窍安神。用泻法。

取穴:人中、中脘、足三里、膻中、太冲、合谷、太阳。

方义:中脘、足三里、膻中豁痰开窍;合谷、人中、太阳解痉息风。

3. 痰瘀结阻

治法:逐瘀化痰,开窍醒神。用泻法。

取穴:人中、合谷、神门、足三里、中脘、丰隆。

方义:足三里、中脘、人中、丰隆强刺激,逐瘀化痰;合谷、神门开窍安神。

4. 脾虚痰壅

治法:补脾去痰,平肝息风。用补泻兼施之法。

取穴:足三里、中脘、三阴交、内庭、人中、合谷、太冲。

方义:足三里、中脘、三阴交、内庭补脾去痰;人中、合谷、太冲平肝息风。

5. 气血两虚

治法:补气养血,开窍醒神。用补法。

取穴:心俞、足三里、中脘、气海、太阳、合谷。

方义:补心俞、足三里、中脘、气海可达到调三焦、补气养血之目的;合谷开窍醒神,太阳明目而治两目干涩。

6. 心肾亏损

治法:补养心肾。用补法。

取穴:内关、心俞、神门、气海、涌泉、肾俞、命门、三阴交。

方义:补内关、心俞、神门可达到补心安神之功;气海属任脉,涌泉属少阴肾经,肾俞系肾经之俞穴,命门属督脉,四穴相合,专功补肾。

【典型病例】

例1 李××,男,53岁。初诊日期:1989年3月21日。

患癫痫已历5年,大、小发作相间出现,大发作时伴有遗尿、四肢抽搐、口吐白沫、口唇青紫。小发作则有短时发呆,历时数秒而止,周余或半月一发。近1个月来发作频繁,每周发作3~4次,或每日一发。服中西药物效果不佳。来诊前曾连续发作4次,面部色黯,大便不爽,口干,舌质紫,脉弦滑。证属痰瘀互结,迷闭清窍。诊断:癫痫。治法:逐瘀化痰,开窍醒神。用泻法。取穴:人中、合谷、神门、足三里、中脘、丰隆,留针30分钟,每日1次。共针24次,遂告痊愈。随访3年,未再复发。

例2 赵××,女,38岁。初诊日期:1990年6月29日。

患者自10岁开始出现肢体抽搐,约半年左右发病1次。自16岁开始抽搐次数增多,约半月发作1次。发作时突然神志丧失,不知人事,全身及四肢抽搐,面色苍白。久服苯妥英钠、卡马西平、苯巴比妥等抗癫痫西药及中药均无明显疗效。现约10天左右发作1次,并兼便溺、出冷汗。发作后疲乏无力,头晕目眩,记忆力减退,思维迟钝。诊见患者形体瘦弱,面色无华,舌淡,苔薄微腻,脉细无力。证属心肾亏损,脑髓失充。诊断:癫痫。治法:补心益肾。用补法。取穴:内关、心俞、神门、气海、涌泉、肾俞、命门。每次取2~4穴,交替使用,每日1次,每次留针60分钟。治疗月余,发作次数减少(在治疗期间只发作1次),又续针3月余,随访2年,未见发作。

例3 司××,男,26岁。初诊日期:1992年10月12日。

患者于10年前夏季突然昏倒,不知人事,经某省人民医院检查,确诊为癫痫。服复方苯巴比妥溴化钠片(治闲灵)、丙戊酸钠半年,发作停止,患者认为病已痊愈而停药。停药3个月后,又突然发作,四肢抽搐,口角流涎,口面青紫,经针刺人中神志恢复,醒后头晕,疲乏无力,不思饮食,复服治闲灵及丙戊酸钠,效果不佳,每月发作1次。半年后改服苯妥英钠及卡马西平等,亦不能控制发作。加服中药继续治疗半年余,效仍不彰。来诊前

20 天,每两天发作 1 次,或每天发作 1~2 次。诊见患者面色无华,舌苔白腻,脉沉滑。证属脾虚痰壅与肝风相兼。诊断:癫痫。治法:补脾去痰,平肝息风。用补泻兼施之法。取穴:足三里、中脘、三阴交、内庭、人中、合谷、太冲。每次取 2~4 穴,交替使用。每日 1 次,每次留针 40 分钟。治疗 2 周后,未见发作,又继续治疗半年,随访 1 年余,未见发作。

第三节　精神分裂症

精神分裂症是以基本个性改变,思想、情感和行为之间互不协调,举止言谈怪异离奇,令人费解,而且明显地脱离周围环境和现实生活的一类最常见的精神病。本病属中医学的癫狂范畴。

【病因病机】

本病多由情志所伤,导致肝郁气滞,心脾气结,聚津成痰,蒙蔽神明;或惊恐恼怒,肝胆气逆,心火亢盛,煎熬津液为痰,痰火上扰心神;或因气滞血瘀,阻蒙清窍;或因阳明热盛,扰及神明;或因阴亏火炽等致心神错乱;或因禀赋不足,耐受性差,遇有情志内伤,则阴阳失于调和平衡而发病。本病与遗传因素有关,且有一定的家族性,患者家族中有类似病史者易于发作本病。

【辨证】

(1)痰火内结,上扰心神:哭笑多疑,语无伦次,甚或兴奋异常,毁物伤人或自伤,思维联想障碍,矛盾情感,情绪易激惹,注意力涣散,大便秘结,溲赤,面红目赤,喜冷欲,舌红或绛,苔黄厚或黄腻,脉滑数有力。

(2)痰湿内阻,肝气郁结:哭笑喜怒无常,言语错乱,离奇古怪,幻觉或妄想,思维联想障碍,情感淡漠,意志减退或接触不良,心烦失眠,倦怠无力,纳呆便溏,舌体胖或有齿痕,舌苔白腻,脉小弦滑或沉缓。

(3)气滞血瘀:行为幼稚或愚蠢,思维破裂,幻觉妄想,情绪不稳,兴奋躁动,毁物击人,夜间发作或夜间加重。周身不适,肌肤粗糙,面色晦暗,妇女痛经、经闭、经少、色暗或有血块,舌质紫或瘀暗、少苔,舌下静脉曲张瘀血,脉涩或弦。

(4)肝胆郁火:头晕痛,急躁易怒,语无伦次,心神烦乱,神不守舍,或咏或歌,或哭或笑,惊悸不安,胸胁胀痛,舌红、苔黄,脉弦数。

(5)阳明胃热:面赤而热,妄见妄言,弃衣而走,登高而歌,踰垣上屋,或数日不食。腹满不得卧,或口渴喜冷饮,便秘,尿黄,舌苔黄厚、干燥,脉沉数有力,或滑数。

(6)阴虚火旺:病情迁延不愈,烦躁善惊,偶见冲动、幻觉妄想,情感平淡,偶伴激惹,思维联想障碍,孤独退缩,大便干结,小便短赤,颧红,形疲神倦,少寐,食少,口干不渴,舌红少苔,或舌绛苔剥,脉细数。

(7)肾阳亏损:情感淡漠,懒散退缩,思维贫乏或片断妄想,意志减退,寡言少动,面色无华或萎黄,体虚无力,畏寒肢冷,食物不化,舌质淡、苔薄白,脉沉细弱。

【治疗】

1.痰火内结,上扰心神

治法:祛痰泻火,重镇安神。用泻法。

取穴:行间、丰隆、人中、合谷、印堂。

方义:泻行间、丰隆,能清热祛痰;人中、合谷、印堂,泻之则有重镇安神之功。故可用于痰火内结,上扰心神之证。

2.痰湿内阻,肝气郁结

治法:祛痰化湿,疏肝解郁。用泻法。

取穴:中脘、足三里、内庭、合谷、阳陵泉、太冲。

方义:中脘、足三里、内庭祛痰化湿;阳陵泉、太冲疏肝解郁;合谷为治精神病的经验穴。

3.气滞血瘀

治法:理气化瘀,开窍安神。用泻法。

取穴:风池、太冲、人中、合谷、中脘、足三里。

方义:泻风池、太冲、中脘、足三里理气化瘀;泻人中、合谷开窍安神。

4. 肝胆郁火

治法:清肝泻胆,镇静安神。用泻法。

取穴:太冲、长强、肝俞、内关、神门、百会。

方义:太冲、长强、肝俞清肝泻胆;内关、神门、百会镇静安神。

5. 阳明胃热

治法:清泻阳明,重镇安神。用泻法。

取穴:中脘、足三里、内庭、人中、合谷、神门。

方义:中脘、足三里、内庭清泻阳明胃热;人中、合谷、神门强刺激则重镇安神。

6. 阴虚火旺

治法:滋阴降火,养心安神。用平补平泻或补泻兼施法。

取穴:后溪、行间、内关、足三里。

方义:平补平泻后溪、行间滋阴;泻内关能泻心火以养心安神;泻足三里以调理中焦而通便泻火;补足三里则有强化之功。全方共奏滋阴降火、养心安神之功。

7. 肾阳亏损

治法:补肾益阳,强体安神。用补法。

取穴:关元、涌泉、肾俞、百会、中脘、足三里、内关。

方义:关元属任脉,涌泉属足少阴肾,肾俞为肾之俞穴,三穴合用,培肾固本,补气助阳;百会系督脉,为手、足三阳经和督脉之会穴,具有回阳、健脑宁神之力;补中脘、足三里、内关,则强体安神。全方共奏补肾益阳、强体安神之功。

【典型病例】

例1 秦××,男,32岁,农民。初诊日期:1984年8月10日。

患者于3年前因与邻居争吵后,出现失眠,不久即言语错乱,狂歌狂舞,打骂不避亲疏,幻觉妄想,入暮则症状加剧,屡治乏效。诊见面色晦暗,舌质紫、苔薄白,脉弦滑。理化检查未见异常。证属气滞血瘀与痰搏结,扰乱神明。诊断:精神分裂症。治法:理气化瘀,祛痰安神。用泻法。取穴:风池、太冲、中脘、足三里、人中、合谷、涌泉、丰隆,每次留针 1 小时,每日 1 次,甚则每日 2 次或加电。共针 30 次,诸症皆消,精神恢复如常人,尚能参加劳动。随访 3 年,病未复发。

例 2 刘××,女,42 岁,工人。初诊日期:1986 年 6 月 25 日。

患者于 3 年前因旷工,工资被扣发,气恼而致精神失常,哭笑喜怒无常,自言自语,行为怪异,常听到厂领导议论她、批评她等,整日闭门不出,生活懒散,不洗澡,不换衣服,心烦,夜不安寝,食少。曾于半年前住入某精神病医院治疗,诊断为精神分裂症,经治未见明显疗效。家属带其出院,后病情日渐加重,因此前来求治。诊见表情淡漠,面色无华,舌苔白腻,脉小弦滑。此乃痰湿内阻,肝气郁结。诊断:精神分裂症。治法:祛痰化湿,疏肝解郁。用泻法。取穴:中脘、足三里、内庭、合谷、阳陵泉、太冲。每日 1 次,每次留针 1 小时。共治疗 20 余次,症状减轻,又继续治 10 余次,精神恢复如常,复进厂上班。随访年余,未见复发。

例 3 张××,女,22 岁,教师。初诊日期:1991 年 10 月 28 日。

患者新婚 10 天,丈夫突然暴病亡故,因悲痛欲绝,遂致精神失常,急躁易怒,言语错乱,心神不安,时常听到丈夫呼唤她,或搂抱棉被视为丈夫,或哭或笑,或歌或咏,彻夜不眠。来诊时狂笑不休,登高而歌,形体丰腴,舌红苔黄,脉滑数有力。证系肝胆郁火挟痰,蒙闭心窍。诊断:精神分裂症。治法:清肝泻胆,镇静安神。用泻法。取穴:太冲、长强、肝俞、内关、神门、百会。每日 1 次,每次留针 1 小时。连续治疗半月,诸症大减。又续治 10 日,病遂告痊。随访 2 年,未见复发。

第四节 心境障碍

心境障碍,原称情感性精神障碍、躁狂抑郁性精神病,它是一类以情感障碍(高涨或低落)为主的精神病。在临床上表现为单相的躁狂或抑郁发作,或者双相的躁狂、抑郁循环发作,一般都有自发缓解和复发的倾向,在缓解期精神活动正常,预后一般良好。有少数发作的间歇期可逐渐缩短,疾病迁延不愈,变为慢性状态。

【病因病机】

(1)抑郁:多由情志所伤,忧郁伤肝,肝气郁结,致脾气不伸,痰浊内生,痰气上逆,迷蒙心窍,精神抑郁,沉默痴呆,发为抑郁。亦有因思虑过度伤及心脾,久则心虚耗神,不能自主,喃喃独语;或脾虚气血不足,心神失养,以致神无所主,语无伦次,颠倒错乱,发为抑郁。

(2)躁狂:多由恼怒悲愤,伤及肝胆,肝郁化火,煎津为痰,结为痰火,上扰心窍,以致神志逆乱,狂躁不宁,发为躁狂抑郁主要是痰气郁结,躁狂主要是痰火上扰所致。抑郁痰气郁而化火,可转为躁狂;躁狂郁火得泄,痰气郁滞,亦能转为抑郁。

【辨证】

1.抑郁症

(1)肝郁脾虚:多愁善虑,悲观厌世,情绪不稳,唉声叹气。失眠多梦,两胁胀满,腹胀痛泻,身倦纳呆,舌淡红、苔薄白,脉弦细。

(2)肝血郁滞:情绪抑郁,有自杀念头或行为,心情烦躁,思维联想缓慢,运动迟缓,面色晦暗,胁肋胀痛,妇女闭经,舌质紫暗或有瘀点、苔白,脉沉弦。

(3)心脾两虚:失眠健忘,兴趣缺乏,心悸易惊,善悲易哭,倦怠无力,面色苍白或萎黄,食少,腹胀便溏,舌质淡、苔白,脉细弱。

(4)脾肾阳虚:精神萎靡,情绪低沉,嗜卧少动,心烦惊恐,心悸失眠,面色白,阳痿遗精,妇女带下清稀,舌质胖淡或有齿痕、苔白,脉沉细。

2.躁狂症

(1)肝火内扰:情感高涨,易激惹,思维奔逸,言语滔滔不绝,躁动不安,喊闹不休,昼夜少眠,甚者意识模糊。大便干结,小便黄,舌质深红、苔黄燥,脉弦洪数。

(2)肝胆郁热:情感活跃,易激惹,联想加速,言语增多,夸大自负,精力充沛,动作增多,睡眠减少,大便干结,小便色黄,舌质红、苔黄,脉弦数。

（3）热盛伤阴：情绪饱满，言语增多，动作较多，但易疲惫，注意力不集中，睡眠较少，大便干，体质较弱，舌质红嫩，少苔，脉弦细数。

【治疗】

1. 抑郁症

（1）肝郁脾虚

治法：疏肝解郁，健脾益气。用平补平泻及补法。

取穴：太冲、阴陵泉、中脘、足三里、内关。

方义：太冲、阴陵泉疏肝解郁；中脘、足三里、内关健脾益气、安神。

（2）肝血瘀滞

治法：疏肝祛瘀，理气安神。用泻法。

取穴：太冲、阴陵泉、中脘、三阴交、关元、印堂、神门、百会。

方义：太冲、阴陵泉、中脘、三阴交、关元疏肝祛瘀，调理血脉；印堂、神门、百会镇静安神。全方共奏疏肝祛瘀、理气安神之功。

（3）心脾两虚

治法：补益心脾，养心安神。用补法。

取穴：心俞、内关、中脘、足三里、百会。

方义：心俞、内关、中脘、足三里、百会五穴相合用补法，共奏补益心脾、养心安神之功，故诸症可消。

（4）脾肾阳虚

治法：补脾益肾，兴阳安神。用补法。

取穴：中脘、足三里、关元、气海、肾俞、命门、百会、内关。

方义：中脘、足三里调理中焦以健脾；关元、气海、肾俞、命门补肾以兴阳；百会助阳安神。全方共奏健脾益肾、兴阳安神之功。

2. 躁狂症

（1）肝火内扰

治法：清泄肝火，镇静安神。用泻法。

取穴：行间、后溪、人中、合谷、神门。

方义：行间、后溪清泄肝火；人中、合谷、神门镇静安神。

（2）肝胆郁热

治法：清肝泄热，重镇安神。用泻法。

取穴：太冲、阳陵泉、后溪、人中、合谷、神门、百会。

方义：太冲、阳陵泉、后溪清肝泻胆；人中、合谷、神门、百会重镇安神。

（3）热盛伤阴

治法：清热养阴，养心安神。用补泻兼施之法。

取穴：合谷、风池、行间、三阴交、内关。

方义：泻合谷、风池、行间清热镇静；补三阴交、内关养阴以安神。

【典型病例】

1. 抑郁症

例1　刘××，男，38岁，工人。初诊日期：1991年1月4日。

患者于2个月前因偷物被罚而诱发精神失常，整日闭门不出，独居一隅，心烦，或终日躺在床上，悲观厌世，自责自罪，认为自己不配活在世上，不配吃饭，多次欲寻短见，皆未遂。在某精神病医院按"抑郁性精神病"治疗无效，被家人强行送来就诊。患者蓬头垢面，衣着不整，表情抑郁，舌质紫、苔薄白，脉沉弦。理化检查未见异常。证属肝血瘀滞，阻蒙神明。诊断：抑郁症。治法：流肝祛瘀，开窍安神。用泻法。取穴：太冲、阴陵泉、中脘、三阴交、关元、印堂、神门、百会。每日1次。每次留针40分钟。共针刺20次，症状消失，精神恢复正常。随访3年，未再复发。

例2　司××，女，42岁，农民。初诊日期：1994年4月6日。

患者于半年前外出打工，因损坏别人的东西被赶回后出现情绪低落，愁眉不展，郁郁寡欢，腹胀纳呆，曾吞服地西泮（安定）80余片，自杀未遂。诊见表情抑郁，情绪低沉，自责自罪，认为自己变笨了，不会干活，不会做家务，不会照管孩子，对不起丈夫，活着是在受罪，不如死了等，舌质淡红、苔薄白，脉弦细。体格检查及神经系统检查、化验检查皆未见异常。证属肝郁脾虚，神明失养。诊断：抑郁症。治法：疏肝解郁，健脾益气。用平补平泻法。取穴：太冲、阴陵泉、中脘、足三里、内关。每日1次，每次留针40分钟。治疗2周，诸症大减，自责自罪之念消失，并主动干家务。又连续治疗2周，诸症皆消。随访1年,未再复发。

例3 赵××,男,19岁,大学生。初诊日期:1995年10月16日。

患者于1年前曾喜欢上同班一女同学,因主动接触该女而遭其反对,遂致思想消沉,且觉没脸见人,整日闷闷不乐,以致辍学在家,闭门不出,终日卧床,心烦易惊,害怕见人,时有遗精现象。曾在某精神病医院住院治疗3个月,好转出院。但出院不到1个月,就又复发如故,因家庭困难,无力再住精神病医院,故前来要求针灸治疗。诊见患者精神萎靡,愁眉不展,对答缓慢,声音低沉,舌质胖淡、边有齿痕,苔白,脉沉细。证属脾肾阳虚,神明失聪。诊断:抑郁症。治法:补脾益肾,兴阳安神。用补法。取穴:中脘、足三里、关元、气海、肾俞、命门、百会、内关。每日1次,每次加电留针1小时。连续治疗月余,诸症悉蠲。随访1年余,未再复发。

2.躁狂症

例1 汪××,男,19岁,学生。初诊日期:1990年5月30日。

患者因熬夜攻书而诱发,狂妄自大,言语不休,夜不安卧,善于写作,往往下笔千言,或文不对题,或首尾不应,或有首无尾,整日奔走,不知疲倦。病已3月有余。用中西药治疗,效果不佳。舌质红绛、苔黄燥,脉弦数。证属肝火内扰,神明失用。诊断:躁狂症。治法:清肝泻火,重镇安神。用泻法。取穴:行间、后溪、合谷、神门、涌泉。每日1次,每次留针1小时。躁狂最重时针刺加电强刺激。共针15次,躁狂止,言语有序,精神恢复正常。随访4年,未复发。

例2 刘××,男,38岁,干部。初诊日期:1994年9月12日。

患者于10年前因婚事不遂,心中烦闷,日久不解,突发躁狂,狂妄自大,如自称是国家领导人,随便向人发布命令,还说有无数个女孩追他,夜不安寝,曾在某精神病医院治疗获愈。1个月前因与邻居发生口角而旧病复发,狂妄自大,自称武艺高强,有万夫不当之勇,心烦易怒,动辄打骂父母,或说父母无能,或打骂妻子,说妻子丑陋,言语不休,气力逾常,有时用拳头捶打墙壁,或搬弄石块,或狂歌狂舞,夜寐不安,经用西药治疗,虽夜能入眠,但醒后发狂不减。诊见面色红,舌质红、苔黄,脉弦数。证属肝胆郁热,扰乱神明。诊断:躁狂症。治法:清肝泄胆,重镇安神。用泻法。取穴:太冲、阳陵泉、后溪、人中、合谷、神门、百会。每日1次,每次加电留针1小时。初时仍给西药以安眠,3日后狂势大减,渐减西药。又续治1周,症状基本消失。遂停服西药,仍给以电针治疗,以资巩固。随防3年,未见复发。

例3　张××,男,46岁,农民。初诊日期:1996年1月5日。

患者于5月前无明原因出现话多兴奋,大讲历史故事,四处奔走,到处演讲,或说是在"宣传毛泽东思想",或背诵"毛主席语录"等,夜不安寝。曾在某精神病医院治疗效果不佳。来诊时精神饱满,言语不休,时而高歌,时而狂舞,但易疲惫,注意力不集中,睡眠不佳,形体羸弱,舌红、少苔,脉弦细数。辨证:热盛伤阴,心神失养。诊断:躁狂症。治法:清热养阴,养心安神。用补泻兼施手法。取穴:合谷、风池、行间、三阴交、内关。每日1次,每次留针1小时。连续治疗1周余,诸症大减。又续治疗20天,诸恙皆愈。

第五节　高血压性精神障碍

高血压是中老年人的多发病、常见病,病人除血压超过正常范围,以及其他躯体症状外,有时伴发精神症状。根据其临床表现,属中医的"眩晕""郁证""癫狂""痴呆"等病范畴。

【病因病机】

平素肾阴不足,或忧思恼怒,日久不平,肝失条达,气郁化火,耗伤阴津,阴津不足,水不涵木,以致肝阳亢逆,侵犯神明,以阴虚为主。或素体痰盛,复因忧思恼怒,气滞血瘀,痰瘀互结,脑络闭阻,神志被蒙。或因高血压病至晚期,肝肾不足,神失所养而致精神失常。

【辨证】

(1)阴虚阳亢:高血压初期,头昏、头痛,或头部胀痛并伴有沉重感、眩晕或耳鸣,情绪易激惹,入睡困难,睡眠不安,恶梦,易惊醒,易疲乏,注意力不集中,记忆力差,工作不能持久,舌红、少苔或无苔,脉细数或细弦。

(2)肝气郁结:高血压初、中期,病人因过分地注意自己的病情,或对卒中发作感到恐惧、焦虑,因而表现焦虑不安,恐惧或忧虑,甚至产生死亡恐怖或疑病观念。并见腹胀纳呆,嗳气,或伴呕吐,大便失常。女子可表现为月事推迟或不行。舌苔薄腻,脉弦。

（3）痰瘀阻窍:高血压日久不愈,或素体痰盛,复因忧思恼怒,气滞血瘀,痰瘀互结,脑络闭阻,神志被蒙。症见突然发病,以夜间为多。发作前数天可有头痛、失眠、情绪不稳等症状。继而出现程度不同的意识障碍,可表现为朦胧状态、谵妄状态或精神错乱状态。同时可伴有恐怖幻觉或片断的妄想,甚至有自伤、伤人,精神运动性兴奋、冲动行为,语言不连贯,定向力丧失等,舌质紫或有瘀点、苔黄腻,脉弦或弦涩。

（4）肝肾亏虚:在高血压晚期,精神萎靡不振,乏力,对周围事物缺乏兴趣,表情呆板,思维贫乏,反应迟纯,语言颠倒,动作缓慢,舌红无苔,脉细数。

【治疗】

1. 阴虚阳亢

治法:养阴平肝,安神。用平补平泻及补法。

取穴:太冲、风池、印堂、合谷、太阳。

方义:阴虚阳亢,病因肾水不足,水不涵木所致,故取肝经原穴太冲,以养肝平肝;风池为阳维与足少阳之会,以潜清空越浮之阳而平肝;印堂是经外奇穴,善清头目而止眩晕;更以合谷、太阳功疗头痛、头昏,镇静安神。诸穴相合,相得益彰。

2. 肝气郁结

治法:疏肝理气,解郁。用平补平泻法。

取穴:太冲、肝俞、百会、印堂、中脘、内关。

方义:太冲、肝俞疏肝解郁,调理气机;百会、印堂、神门调畅情志,善治恐惧、焦虑;中脘、内关可疗呕吐。诸穴相伍,诸疾可愈。

3. 痰瘀阻窍

治法:祛痰化瘀,开窍。用泻法。

取穴:中脘、足三里、丰隆、风池、合谷、百会、大敦。

方义:中脘、足三里、丰隆降气化痰,行气化瘀;风池、合谷、百会、大敦通关开窍,镇静安神。诸穴相合,疗效可嘉。

4.肝肾亏虚

治法:滋补肝肾,增智。用补法。

取穴:肾俞、关元、百会、神门、肝俞、太冲。

方义:肾俞、关元配百会、神门,滋阴补肾而增智;肝俞配太冲补肝。诸穴共用,肝肾得养,精血充盛,则诸症可平。

【典型病例】

例1　吴××,男,干部。初诊日期:1988年6月20日。

患高血压5年余,经常感觉头痛、头昏,有时伴有沉重感,目眩耳鸣,且心烦易怒,注意力不集中,记忆差,心悸易惊,失眠,工作不能持久,舌红、少苔,脉细数。检查:血压170/110毫米汞柱(1毫米汞柱≈0.133千帕)。辨证:阴虚阳亢。诊断:高血压性精神障碍。治以养阴平肝,安神。用补法及平补平泻法。取穴:太冲、风池、印堂、合谷、曲池、内关。每天针1次,每次留针40分钟。经治4周,诸症皆消。复查血压140/90毫米汞柱。随访2年,未见复发。

例2　门××,男,52岁,农民。初诊日期:1986年7月11日。

患高血压已历8年,头晕耳鸣。近3年来出现焦虑、恐惧,常有患不治之症之感,屡治乏效。近1个月来病情加重,终日焦虑不安,不知所措,或说:"我不行了……不能治了……"欲食减少,食后即觉腹胀,大便时干时稀。检查:血压180/110毫米汞柱。辨证:肝气郁结。诊断:高血压性精神障碍。治法:疏肝理气解郁。用平补平泻法。取穴:太冲、肝俞、百会、印堂、中脘、内关、神门、足三里。每日1次,每次留针30分钟。治疗半月,诸症明显好转,又连续治疗半月,诸恙皆愈。复查血压:140/90毫米汞柱。随访年余,精神正常,血压稳定。

例3　刘××,女,60岁,干部。初诊日期:1982年10月10日。

患高血压已经20余载。近年来因与邻居发生纠纷而出现情志失常,时作时止,或时轻时重,经中西医治疗,效均不彰。近3个月来病情加剧,常听到邻居的叫骂声,并突然操戈击人,不避亲疏,或撕自己的衣服,不识家人,舌质紫、有瘀点,苔黄腻,脉弦数。血压 180/110 毫米汞柱。辨证:痰瘀阻窍。诊断:高血压性精神障碍。治法:祛痰化瘀,开窍。用泻法及平补平泻法。取穴:中脘、足三里、丰隆、风池、合谷、百会、大敦、印堂。每日 1 次,每次留针 1 小时。连续治疗月余,诸症悉除。血压 130/90 毫米汞柱。随访 1 年,未再复发,但血压偶有波动。

例 4 张××,女,64 岁,工人。初诊日期:1988 年 12 月 20 日。

患高血压 38 年余。近半年来出现精神萎靡不振,体乏无力,兴趣索然,表情呆滞,不知与家人亲近,思维贫乏,言语颠倒,动作缓慢,腰酸肢软。曾在某精神病医院按抑郁性精神病治疗效果不佳。血压 185/120 毫米汞柱。舌红、少苔,脉细数。辨证:肝肾亏虚。诊断:高血压性精神障碍。治法:滋补肝肾,增智。用补法。取穴:肾俞、关元、百会、神门、肝俞、太冲、足三里、中脘、印堂、风池。每日 1 次,每次加电 1 小时。连续治疗月余,诸症明显见轻。又治月余病愈。复查血压:140/90 毫米汞柱。随访 2 年,精神正常。

第六节 冠心病性脑病

冠心病性脑病,又称冠心病伴发的精神障碍,是指冠心病患者在疾病过程中出现神志精神症状。根据其情感不稳、抑郁、癫狂或兴奋以及脑卒中等临床表现,本病属中医的"癫狂""厥证""眩晕""中风"等病范畴。

【病因病机】

由气虚血瘀挟痰,阻塞神明所致。现代医学认为本病属冠状动脉硬化,脉管腔狭窄引起心肌缺血、缺氧,从而降低心肌代偿功能。心脏不能向脑部输送足够血量,导致脑组织缺血、缺氧而引发脑症状。

【辨证】

(1)痰瘀阻络,清窍被蒙:头晕有时兼失神发作,左胸闷痛,睡眠不佳,甚则见幻听,心悸不安,舌质暗、苔薄腻,脉细弦或结代。

(2)胸阳不振,脉络痹阻:胸闷胸痛,痛时牵及左肩背,时发时止,睡眠不

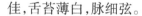

佳,舌苔薄白,脉细弦。

【治疗】

1. 痰瘀阻络,清窍被蒙

治法:祛痰化瘀,开窍醒神。用泻法。

取穴:中脘、足三里、丰隆、行间、内关、翳风、百会。

方义:中脘、足三里、丰隆、行间祛痰化瘀,通经活络;内关、翳风、百会开窍醒神,健脑宁神。诸穴相合,沉疴得痊。

2. 胸阳不振,脉络痹阻

治法:振奋胸阳,通经活络。

取穴:内关、足三里、中脘、心俞、印堂、三阴交、风池。

方义:内关、足三里、中脘、心俞四穴合用,有振奋胸阳之功;印堂、三阴交、风池通经活络,益聪开窍。诸穴互补,痼疾得痊。

【典型病例】

例1　张××,女,58岁,干部。初诊日期:1988年5月12日。

左胸闷痛时作时止5年余,曾在某医院被诊断为"冠心病"。近20天来,头晕有时兼失神发作,左胸闷痛加剧,睡眠不佳,甚则独处时听到有人讲她的坏话,心悸怔忡,舌质暗、苔薄微腻,脉细弦偶有结代。心电图:心率98次/分,频发室性期前收缩(早搏)。辨证:痰瘀阻络,清窍被蒙。诊断:冠心病性脑病。治法:祛痰化瘀,开窍醒神。用泻法。取穴:中脘、足三里、丰隆、行间、内关、翳风、百会。每日1次,每次留针1小时。连续治疗2周余,头晕兼失神发作消失,幻听减少。又继续治疗2周,心悸怔忡皆除。心电图恢复正常。仍以上方治疗月余,诸症皆除。

例2　周××,男,62岁,工人。初诊日期:1992年6月3日。

患者于3年前出现胸闷、胸痛,痛时牵及右肩背,时发时辍,经某医院诊断为"冠心病"。2个月前因家事发怒,突然昏倒,经实时抢救而恢复。近半月来兴奋多动,言语增多,但易疲劳,或觉胸痛彻背,夜不安寝,舌苔薄白,脉细弦。心电图提示前壁心肌梗死。证属胸阳不振,血行不畅,脉络痹阻,脑窍失聪。诊断：冠心病性脑病。治法：振奋胸阳，通经活络。用补法及平补平泻法。取穴：内关、足三里、中脘、心俞。每日 1 次，每次留针 1 小时。连续治疗月余病愈。随访 1 年，未见复发。

第七节　癔　症

癔症，又称歇斯底里。这是一类由精神因素，如重大生活事件、内心冲突、情绪激动、暗示或自我暗示，作用于易病个体引起的精神障碍。中医根据其临床表现的不同，分别将喜悲伤欲哭，状如神灵所做的，称为脏躁；生气后发生木僵状态的，称为气厥；"意欲食，复不能食，默默然，欲卧不能卧，欲行不能行，饮食或有美时，或有不欲闻食臭时，如寒无寒，如热无热，口苦，小便赤，诸药不能治，得药则剧吐利，如有神灵者"，称为百合病；生气后发生失语，称为瘖、失语；瘫痪者，称为瘫痪、痿；耳聋者，称为耳聋；脑鸣者，称为脑鸣等。

【病因病机】

由情志失调和体质因素所致。情志失调，多由七情过极，突受惊恐，或刺激过于持久，超过机体的调节能力而发病。体质因素，素体虚弱，血虚脏躁，心火扰神所致。

【辨证】

（1）肝气郁结：生气后突然两目紧闭，双拳紧握，或全身四肢挺直，肢体一阵阵抖动，或在床上翻滚，或呈角弓反张姿势。呼吸时急时停，可有揪衣服、抓头发、捶胸、咬人等动作。有的生气后突然失明或突然失语或耳聋等，舌苔薄腻，脉弦或弦滑。

（2）肝郁气滞：四肢瘫痪，或单瘫、截瘫或偏瘫，疲乏无力，头晕心烦，胸胁满，食欲减退，口干，脉沉。

（3）痰气交阻：咽中不适，如有异物阻塞，咯吐不出，吞咽不下，胃脘满闷不适，或兼胁痛，舌苔薄白或白腻，脉弦滑或弦缓。

（4）气滞痰郁，瘀血内阻：精神因素引起，突然发作，剧烈头痛或躯体其他部位疼痛，或为长期严重和令人烦恼的慢性疼痛。平素失眠，心烦，喜叹息，头晕等，舌质紫黯、苔薄，脉沉。

（5）阴虚血燥：精神恍惚，心神不宁，情感淡漠，悲忧喜哭，阵发性发作，尤以生气之后，或哭或笑，吵闹不安，或以祈祷鬼神及祈祷耶稣过度，出现偏差，而表现如神灵所作之症状等。平素经常失眠，心悸，疲乏无力，口干，舌淡、苔薄，脉沉细或沉小数。

（6）心脾两虚：阵发性发作，特别是受精神刺激后，或哭或笑，平素失眠，疲乏无力，食欲不佳，舌苔白，脉细缓或濡缓。

【治疗】

1. 肝气郁结

治法：疏肝解郁，开窍安神。用泻法。

取穴：人中、合谷、翳风、太冲、涌泉、神门。

方义：太冲、翳风疏肝解郁；人中、合谷乃为治疗神志诸疾之要穴；涌泉、神门通关开窍，镇静安神。

2. 肝郁气滞

治法：疏肝理气，通经活络。用泻法。

取穴：合谷、足三里、阳陵泉、太冲、内关。

方义：合谷为手阳明之原穴，与内关、足三里相伍，开关通窍，舒通经气，调和气血；太冲、阳陵泉疏肝理气。

3. 痰气交阻

治法：祛痰理气。用泻法。

取穴：合谷、中脘、三阴交、丰隆、后溪、内关。

方义：泻合谷、中脘、丰隆、后溪，有祛痰利气之功；三阴交、内关降气，调理脾胃。

4. 气滞痰郁，瘀血内阻

治法：理气祛痰，活血化瘀。用泻法。

取穴:合谷、内关、内庭、中脘、风池。

方义:合谷、内关、中脘理气祛痰,通络止痛;内关、风池活血化瘀,且可治失眠、头晕、头痛等。

5. 阴虚血燥

治法:滋阴养血,润燥安神。用补法及平补平泻法。

取穴:心俞、足三里、中脘、百会、内关、神门、合谷。

方义:心俞、足三里、中脘滋阴养血,且能安神;百会、内关、合谷润燥安神。

6. 心脾两虚

治法:补益心脾,养血安神。用补法。

取穴:内关、中脘、足三里。

方义:内关、中脘、足三里,三穴合用,具有补益心脾,养血安神之功。笔者经年应用,每每效若桴鼓。

【典型病例】

例1 张××,女,28岁,农民。初诊日期:1986年10月25日。

患者于2个月前因宅基地问题与邻居发生口角,被对方殴打及羞辱后,突然出现两目紧闭,全身及四肢挺直,牙关紧闭,呼吸急促,经掐人中穴而复。以后每天发作数次,兼或哭闹,揪衣服,抓头发及碰头等。饮食不香,大便干。近2个月来,经中西医治疗效果不佳而前来就诊。刻下见患者正值发作期,两目直视,两手握固,怒目而视,不言语,舌苔薄白,脉弦。证属肝气郁结。诊断:癔症。治法:疏肝解郁,开窍安神。用泻法。取穴:人中、合谷、太冲、神门。强刺激,不留针,每日1次。一次针后,患者精神即恢复正常,又连续治疗5天,以资巩固。随访1年余,未复发。

例2 刘××,女,18岁,学生。初诊日期:1990年3月16日。

患者因受惊吓而出现阵发性哭笑无常,已历年余,近周来发作频繁,每日发作数十次,兼失眠,疲乏无力,不欲食。屡经中西医治疗不见好转。望其形体瘦削,面色无华,舌质淡、苔薄白,脉细无力。证属心脾两虚,心神失养。诊断:癔症。治法:补脾益气,养心安神。用补法。取穴:内关(双)、中脘、足三里(双)、合谷(双)。每次取 2 ~ 4 穴,每次留针 40 ~ 60 分钟,每日 1 次。治疗 2 日,发作次数大减,且发作程度亦较轻。又连续治疗 1 周,发作停止,精神基本恢复正常。嘱其加强营养,避免精神刺激,以善其后。随访半年余,未见复发。

第八节 神经衰弱

神经衰弱是一类以精神容易兴奋和脑力容易疲乏,常有情绪烦恼和心理生理症状的神经症性障碍。这些症状不能归因于躯体疾病、脑器质性病变或其他精神疾病,但病情可存在持久的情绪紧张和精神压力。属中医学的"失眠""郁证""眩晕""头痛""健忘"等病范畴。

【病因病机】

病由精神过度紧张引起,情志抑郁,肝失条达,脾失健运。尚有因肾阴不足,心火上炎,心肾不交,或肝阳上亢等。

【辨证】

(1)心脾两虚:病人常觉精力不足、萎靡不振、不能用脑,或觉脑力迟钝,肢体无力,困倦思睡,特别是工作稍久,即感注意力不能集中,思考困难,工作效率显著减退,即使充分休息也不足以恢复其疲劳感。很多患者自述做事丢三落四,说话常常说错,记不起刚经历过的事情,纳呆食少,便溏腹胀,面色黄白无华,或伴舌尖红、苔薄白、脉细弱。

(2)肝火上冲:精神容易兴奋,不由自主的回忆和联想增多,头晕耳鸣,烦躁易怒,口干,舌质红、苔黄,脉弦数。

(3)肝郁气滞:病人容易烦躁或容易激惹;自制力减弱,遇事容易激动,或烦躁易怒,对家人发脾气,事后又感到后悔;或易于伤感、落泪;或伴焦虑,疑病,对病担心和紧张不安,夜不入眠,多梦,头痛头晕,纳呆食少,两胁胀痛,口干而苦,小便黄,大便干,舌苔薄腻,脉弦细。

(4)肝阳上亢:常由紧张情绪引起,以紧张性头痛最常见。患者感到头重头胀、头部紧压感,或颈部僵硬,入睡困难,睡眠不安,恶梦,易惊醒,易疲乏,注意力不集中,记忆力差,工作不能持久,舌红、少苔或无苔,脉细数或细弦。

(5)心肾不交:最常见的是入睡困难、转辗难眠,以致心情烦躁,更难入睡。其次诉述多梦、易惊醒,或感到睡眠很浅,似乎整夜都未曾入睡。或睡醒后感到疲乏未解,仍然困倦;或感到白天思睡,上床睡觉可觉脑兴奋,难以成眠;或已酣然入睡,鼾声大作,但醒后坚决否认自己已经睡了,缺乏真实的睡眠感。并兼头痛头昏,心悸怔忡,耳鸣,腰酸背痛,遗精阳痿,夜尿多或尿频,面色灰暗或光白,舌质红、苔薄白,脉细数。

【治疗】

1. 心脾两虚

治法:补益心脾,养心安神。用补法。

取穴:内关、心俞、足三里、中脘。

方义:内关是心包络经的络穴,阴经交会穴之一,别走三焦,八法有名,心俞为心经之腧穴,二穴配伍,有补心血、宁心安神之效;足三里为阳明经之合穴,有培补后天之本之功;中脘为腑会胃募,亦有补益脾土之力。

2. 肝火上冲

治法:清肝泻火,健脑安神。用泻法。

取穴:百会、太冲、风池、人中、后溪。

方义:太冲为足厥阴经之原穴,泻能清肝火,与人中合用,可治精神兴奋;百会、风池、后溪健脑安神。

3. 肝郁气滞

治法:疏肝理气,清心除烦。用泻法或平补平泻法。

取穴:太冲、肝俞、内关、中脘、行间。

方义:泻太冲、肝俞疏肝理气;内关、中脘、行间清心除烦,并治纳呆食少、夜不入眠等。五穴相伍,则诸症悉蠲。

4. 肝阳上亢

治法:平肝潜阳,养心安神。用泻法或平补平泻法。

取穴:太冲、阳陵泉、内关、风池。

方义:泻太冲、阳陵泉能降肝阳、平肝气;内关、风池养心安神为佐,同时亦可缓解精神紧张,增强记忆。

5.心肾不交

治法:交通心肾,镇静安神。用补法及平补平泻法。

取穴:内关、关元、中脘、足三里、百会。

方义:内关、关元可以泻心火,滋肾阴,交通心肾;中脘、足三里、百会则可镇静安神。

【典型病例】

例1 刘××,男,32岁,干部。初诊日期:1988年3月6日。

患者于6年前因工作繁忙,思想紧张而发病。表现为入睡困难,每每要辗转反侧三四小时方能入睡。睡眠不香,易惊醒,梦多纷纭。白天工作时有力不从心之感,整日昏昏欲睡,常觉疲惫不堪。曾在某医院内科、神经科就诊,经各种检查均未发现任何躯体疾病。皆按"神经官能症""神经衰弱"等治疗,屡屡乏效。近3个月来更感工作难以胜任,记忆力差,醒后即心烦,心悸怔忡,耳鸣,腰酸背痛,并兼阳痿遗精,舌苔薄白,脉细数。证属心肾不交。诊断:神经衰弱。治法:交通心肾,镇静安神。用补法。取穴:内关(双)、关元、中脘、足三里(双)、百会。每日1次,每次留针40分钟。连续治疗1周余,诸症大减,又续治疗1周,诸恙皆愈。随访1年,未见复发。

例2 关××,女,32岁,个体经商。初诊日期:1992年6月28日。

患者于半年前乘车赴沪购买商货,因携巨款怕遇歹人而心中惴惴不安,一连数日,夜寐不馨,返家后即觉头部胀痛,或有紧压之感,心悸易惊,入睡困难,注意力不集中,常感疲乏无力,工作不能持久。屡经中西医药治疗,收效甚微。诊见患者表情痛苦,形体瘦削,舌红、无苔,脉细弦。证属肝阳上亢。诊断:神经衰弱。治法:平肝潜阳。用平补平泻法。取穴:太冲、阳陵泉、内关、风池、太阳。每日1次,每次留针40分钟。并予以心理安慰。连续治疗1周余,诸症明显好转,睡眠较香,精神较爽。又续治10余日,诸症悉蠲。随访半年余,身体健壮。

第六章
中医心理护理法则

心理护理亦称情志护理或精神护理,是中医心理学的有机组成部分之一。

第一节　心理护理的任务和了解患者之情

一、心理护理的任务

中医学理论认为:人是形神统一的整体,既有躯体的生理活动,又有复杂的心理活动,这两种活动始终是相互影响、相互作用、相互制约的;人类的疾病,总是个体的生理活动和心理活动共同变异的结果;一个人的心理状态如何,能在很大程度上影响脏腑功能以及疾病的进程和结局,有时精神和心理造成的危害,比脏腑本身的病变还要严重和持久。因此,心理护理工作的任务,就是把生理护理和心理护理有机地结合起来,并且善于了解患者心理活动变化的规律,有的放矢地做好患者的思想工作,设法消除患者紧张、恐惧、忧虑、烦恼、忿怒等不良心情,帮助患者确立和保持乐观的情绪,树立战胜疾病的信心,积极与医护人员合作,力求在较短时间内取得最佳疗效。《素问·五脏别论》指出:"凡治病,必察其上下,适其脉,观其意志与其病也。"《黄帝内经》强调的这种身心同治同护,既是中医师治病的崇高使命,也是中医护理工作者进行心理护理的基本任务。

二、了解患者之情

《灵枢·师传》指出："治民与自治，治彼与治此，治小与治大，治国与治家，未有逆而能治之也，夫唯顺而已矣。顺者，非独阴阳脉论气之逆顺也，百姓人民，皆欲顺其志也。"治病，不仅要顺着患者的阴阳、血脉、精气等生理和病理的变化，而且还要顺着患者的情感和意志等心理活动的变化。所以，要出色地完成心理护理的任务，首先必须善于深入了解患者的心情。

患者之情或患者的心理活动，一般说来，相同的患者则有共同的心理特点，不同的患者则又有各自的心理差异。

1. 相同患者的共同心理特点

明代医学家李中梓，在《医宗必读》中对相同患者的共同心理特点做了如下的概括："五脏各有所偏，七情各有所胜。阳脏者宜凉，阴脏者宜热，耐毒者缓剂无功，不耐毒者峻剂有害，此脏气之不同也。动静各有欣厌，饮食各有爱憎。性好吉者，危言见非，意多忧者，慰安云伪，未信者忠告难行，善疑者深言则忌，此好恶之不同也。富者多任性而禁戒勿遵，贵者多自尊而骄恣悖理，此交际之不同也。贫者衣食不周，况乎药饵，贱者焦劳不释，怀抱可知，此调治之不同也。有良言甫信，谬说更新，多歧亡羊，终成画饼，此无主之为害也。有最畏出奇，惟求稳当，车薪杯水，难免败亡，此过慎之害也。有境缘不偶，营求未遂，深情牵挂，良药难医，此得失之为害也。有性急者遭迟病，更医而致杂投；有性缓者遭急病，濡滞而成难挽，此缓急之害也。有参术沾唇惧补，心先痞塞，硝黄入口畏攻，神即飘扬，此成心之为害也。有讳疾不言，有隐情难告，甚而故隐病状，试医以脉，不知自古神圣，未有舍望闻问而独凭一脉者……此皆患者之情，不可不察者也。"

张介宾在《类经》中对患者之情是这样归类的："所谓患者之情者，有素衰之情者，如五脏各有所偏，七情各有所胜，阳脏者偏宜于凉，阴脏者偏宜于热，耐毒者缓之无功，不耐毒者峻之为害，此脏气之有不同也。有好恶之情者，不惟饮食有憎爱，抑且举动皆关心，性好吉者危言见非，意多忧者慰安云伪，未信者忠告难行，善疑者深言则忌，此情性之有不同也。有富贵之情者，富多任性，贵多自尊，任性者自是其是，真是者反成非是，自尊者遇士或慢,自重者安肯自轻,此交际之有不同也。有贫贱之情者,贫者衣食不能周,况乎药饵,贱者焦劳不能释,怀抱自知,此调摄之有不同也。又言有良言甫信,谬说更新,多歧亡羊,终成画饼,此中无主而易乱者之为害也。有最畏出奇,惟求稳当,车薪杯水,宁甘败亡,此内多惧而过慎者之为害也。有以富贵而贫贱,或深情而挂牵,戚戚于心,心病焉能药医,此得失之情为害也。有以急性而遭迟病,以更医而致杂投,皇皇求速,速变所以速亡,此缓急之情为害也。有偏执者,曰吾乡不宜补,则虚者受其祸;曰吾乡不宜泻,则实者被其伤……此习俗之情为害也。有参术入唇,惧补心先否塞;硝黄沾口,畏攻神即飘扬,夫杯影亦能为祟,多疑岂法之良,此成心之情为害也。有讳疾而不肯言者,终当自误;有隐情而不敢露者,安得其详? 然尚有故隐病情,试医以脉者,使其言而偶中,则信为明良;言有弗合,则目为庸劣……凡此皆患者之情,不可不察也。"

2. 不同患者心理活动的各自差异

《素问· 刺热》指出:"肝热病者……热争则狂言及惊……不得安卧""心热病者,先不乐,数日乃热,热争则卒心痛,烦闷善呕""脾热病者……烦心"。《素问·脏气法时论》指出:"肝病者,两胁下痛引少腹,令人善怒,虚则目䀮䀮无所见,耳无所闻,善恐如人将捕之。《素问·调经论》指出:"神有余则笑不休,神不足则悲……血有余则怒,不足则恐。"《素问· 宣明五气》指出:"胃为气逆为哕为恐……精气并于心则喜,并于肺则悲,并于肝则忧,并于脾则畏,并于肾则恐。"《灵枢· 本神》指出:"肝藏血,血舍魂,肝气虚则恐,实则怒……心藏脉,脉舍神,心气虚则悲,实则笑不休。"

《伤寒论》指出:"阳明病,其人多汗,以津液外出,胃中燥,大便必硬,硬则严语""阳明病,初欲食,小便不利,大便自调,其人骨节疼,翕翕如有热状,奄然发狂""妇人伤寒,发热,经水适来,昼日明了,暮则严语,如见鬼状者,此为热入血室。"

《诸病源候论》指出:"凡惊邪者,由体虚,风邪伤于心之经也……其状乍惊乍喜,恍惚失常是也""凡惊悸者,由体虚,心气不足,心之府为风邪所乘,或恐惧忧迫令心气虚,亦受于风邪,风邪搏于心,则惊不自安,惊不已,则悸动不安,其状目睛不转,而不能呼""虚劳之人,血气衰损,脏腑虚弱,易伤于邪。邪从外集内,未有定舍,反淫于脏,不得定处,与营卫俱行,而与魂魄飞扬,使人卧不得安,喜梦""奔豚气者……其气乘心,若心中踊踊,如事所惊,如人所恐,五脏不定,食饮辄呕,气满胸中,狂痴不定,妄言妄见,此惊奔豚之状;若气满支心,心下闷乱,不欲闻人声,休作有时,乍瘥乍极,吸吸气短,手足厥逆,内烦结痛,温温欲呕,此忧思奔豚之状。"

《东医宝鉴》指出:"邪在心,则病心痛,喜悲,时眩仆。胆病者,善太息,口苦,呕有苦汁,心中澹澹,恐如人将捕之。"

古代医家指出的患者共同的心理特点和各自的心理差异,在现代临床上也是常见的。一个护理工作者只有深入了解掌握患者的种种不同心情,才能圆满地完成自己的护理任务。

第二节　心理护理的原则

心理护理的原则,就是心理护理的指导思想。综合古今中医的临床实践经验,心理护理的基本原则应该是精诚笃实、普同一等、勇怯刚柔区别对待。

(一)精诚笃实

喻昌在《医门法律》一书中指出:"医,仁术也,仁人君子必笃于情,笃于情,则视人犹己,问其所苦,自无不到之处。"喻昌讲的"笃于情",就是对患者要有诚挚深厚的感情,对待患者像对待自己一样,设身处地,关怀备至。

人在病中,常常产生寂寞、苦闷、忧愁、悲哀等不良的心情,迫切需要家属、亲人,尤其是医护人员给予温暖。所以,每一名医护人员都要"视人犹己",满腔热情对待患者,要关心、同情和体谅患者,要把患者的痛苦视为亲人甚至是自己的痛苦,"见彼苦恼,若己有之"。患者忧愁痛苦时,医护人员要主动为之分忧;患者悲观失望时,要热情予以鼓励,使之树立战胜疾病的信心。医护人员的一言一行,都要体现对患者的关心和爱护,从而取得患者的信赖,使患者感觉到温暖、亲切、愉快、舒服,从而自觉地树立战胜疾病的信心,积极与医护人员合作,有利于患者早日恢复健康。

向患者介绍病情,既要诚恳热情,又要小心谨慎,不可简单化或搪塞了事,以免使患者产生怀疑。特别是对危重患者,不应把病情恶化、预后不良等情况直接告诉他们,以免引起患者心理上的紧张,使病情更加恶化。

(二)普同一等

孙思邈在《千金要方》中指出:"凡大医治病,必当安神定志,无欲无求,先发大慈恻隐之心,誓愿普救含灵之苦。若有疾厄来求救者,不得问其贵贱贫富、长幼妍媸、怨亲善友、华夷愚智,普同一等,皆如至亲之想。"龚廷贤主张"贫富虽殊,药施无二"。对待患者,不论其职位、贫富、职业有何不同,都应该普同一等,采取一视同仁的态度。在医护人员面前,患者只有轻重缓急之分,没有贫富贵贱之别。龚廷贤对当时社会盛行的重富轻贫、厚贵薄贱的医风甚为不满,他在《万病回春》一书中指出:"医道,古称仙道也,原为活人。今世之医,多不知此义,每于富者用心,贫者忽略,此固医者之恒情,殆非仁术也。以余论之,医乃生死所寄,责任非轻,岂可因其贫富而我为厚薄哉?!"龚氏认为,治病以贫富、贵贱分厚薄,是医生没有人道主义思想的反映,是违背医护人员公德的;作为一名有医德的医护人员,应该做到"贫富不在论财,自尽其诚,稍亵之则非重命者耳"。

治病不分贵贱和官职高低,不分年龄大小和性别差异,都普同一等一律相待,精心医疗和护理,这是中医固有的优良传统之一,现代中医应该予以继承和发扬。

(三)勇怯刚柔区别对待

《黄帝内经》认为,人的性格是有勇怯刚柔区别的。如《灵枢·论勇》指出:"勇士者,目深以固,长衡直扬,三焦理横,其心端直,其肝大以坚,其胆满以傍,怒则气盛而胸张,肝举而胆横,眦裂而目扬,毛起而面苍""怯士者,目大而不减,阴阳相失,其焦理纵,髑骺短而小,肝系缓,其胆不满而纵,肠胃挺,胁下空,虽方大怒,气不能满其胸肝肺虽举,气衰复下,故不能久怒"。由此可见,勇士与怯士的区别是很大的。《灵枢·论勇》还认为,即使同样是勇士或怯士,但他们的生理活动和心理活动也是有差异的,"夫勇士之不忍痛者,见难则前,见痛则止;夫怯士之忍痛者,闻难则恐,遇痛不动。夫勇士之忍痛者,见难不恐,遇痛不动;夫怯士之不忍痛者,见难与痛,目转面盼,恐不能言,失气惊悸,颜色变更,乍死乍生"。《灵枢·寿夭刚柔》指出:"人之生也,有刚有柔,有弱有强,有短有长,有阴有阳。"患者由于遗传、环境和所受教育的不同,由于家庭、职业、性别、年龄和经济条件的不同,由于知识、经验和阅历的不同,由于情感、意志、需要、兴趣、能力、性格和气质的不同,由于疾病的性质和患病时间长短的不同,他们的心理状态也是不大相同的。例如,有的表现为高兴、快乐、得意、狂喜;有的则表现为愠怒、愤恨、大怒;有的表现为恐惧、紧张、不安;有的喜静,有的喜动;有的话多,有的沉默;有的迟钝,有的敏感;有的孤僻,有的善于交际;有的大方开朗,有的别扭害羞;有的痴呆,有的神识不清,等等。因此,在护理过程中,对不同的患者要采取不同的方法,既要耐心,又要细致。一方面要坚持正面引导,以情动人;另一方面又要因人而异,有的放矢,不依据一个模式,不说一套空话,把精神护理做到每个患者的心坎上,使护理工作收到良好的效果。

第三节　心理护理的方法

心理护理的方法,临床常用的有以下几种。

(一)通过谈心了解患者心理活动的特点

谈心,就是采取闲谈、聊天、摆家常、问病情等方式,接近患者,了解患者的心理状态。

《灵枢·师传》指出:"入国问俗,入家问讳,上堂问礼,临病问所便。"张介宾在《类经》中注释"问所便"时指出:"便者,相宜也。有居处之宜否,有动静之宜否,有阴阳之宜否,有寒热之宜否,有性情之宜否,有气味之宜否。临患者而失其宜,施治必相左矣。故必问患者之所便,是皆取顺之道也。"喻昌在《医门法律》中解释:"便者,问其居处动静,阴阳、寒热、性情之宜。如问其为病热,则便于用寒;问其为病寒,则便于用热之类;所谓顺而施之也。"喻昌还说:"如尝贵后贱,病名脱营;尝富后贫,病名失精;以及形志苦乐,病同法异;饮食起居,失时过节;忧愁恐惧,荡志离魂;所喜所恶,气味偏殊;有宜所忌,禀性迥异。不问,何以相体裁方耶。"喻昌认为,只有数问其情,以从其意,诚以得其欢心,庶可详求本末,而治无误也。

闲谈、聊天、摆家常等谈心活动,"问者不觉烦,病者不觉厌",可以详细地了解患者得病的根本原因,疾病发生发展的演变过程,患者在患病前后的心理状态,尤其是疾病发生以后思想情绪的急剧变化;可以进一步了解患者的生活习惯、兴趣爱好、性格特征、知识基础,以及对疾病的认识;也可以进一步了解患者对疾病的态度,是紧张、害怕、恐惧,还是乐观,有没有战胜疾病的坚强意志;还可以进一步了解患者家属的各种思想情况以及存在的实际困难。这样,就能够有的放矢地做好患者的思想工作,消除各种消极的思想,建立良好的心理状态,为治好疾病做好心理上的准备。

(二)通过解释消除患者疑虑

解释,就是根据患者存在的思想顾虑,讲述有关的医学科学知识,帮助他们消除疑虑,丢掉思想包袱。例如新入院的患者,对医院的医疗生活不习惯,大多表现为精神紧张,并有种种思想顾虑,护理人员就应该主动介绍医院及本病区的各项规章制度和注意事项,让患者充分了解,以消除不必要的顾虑。又如危重患者,一般悲观失望的多,医护人员就应该耐心地向他们解释"悲伤心""思伤脾"的道理,指出心理紧张、情绪不佳不但不利于恢复健康,而且还会使病情恶化,帮助他们消除悲观失望的情绪,增强战胜疾病的信心。

再如部分或全部丧失生活自理能力的患者(双目失明、截肢或截瘫患者),精神上压力很大,总是考虑前途命运,忧虑重重。这就应该在生活上全面照顾的同时,多向他们介绍身残志坚的残疾人的英雄模范事迹,使之增强积极向上的乐观主义精神,坚定对今后工作与生活的信心。对于需要进行手术和特殊检查而思想上存在怕痛、怕有生命危险、怕致残等顾虑的患者(有的甚至思想斗争很激烈,吃不下饭,睡不好觉),就应该详细说明手术和各种检查的积极意义,在安定他们情绪的同时,指导患者如何配合这次手术或检查,必要时还可以请取得显著疗效的患者亲自介绍体会,以增加他们接受手术和检查的信心和勇气。有一位老年男性患者,患急性胃肠病而住院治疗,炎症消失后,只吃流食,不肯吃馒头、面条,营养不足,体质恢复很慢。

护士很着急,给他吃健脾益胃帮助消化的中成药,但不见效。后来同他谈心一了解,原来他担心吃馒头消化不了,又会引起肠胃病。于是护理人员就给他讲道理,进行科学的解释,打消其顾虑,从而使患者食欲转佳,每餐能吃三四两面食,很快恢复健康。另有一位中年男性患者,平素血压偏高,血脂及胆固醇亦偏高,有一次过年时,同一位二十多年不见的老同学一起团聚吃年夜饭,因为高兴,"酒逢知己千杯少",那位同学多喝了几杯白酒,回家后半夜突发心肌梗死,来不及送到医院就死了。从此,这位患者总怀疑自己也有冠心病或心绞痛,一碰到心动过速或胸前区闷痛,就以为是冠心病或心绞痛发作,紧张得夜里不敢睡觉,尤其不敢一个人睡觉。有一次,因为胸前区刺痛要求住院治疗,医护人员经过检查诊断,告诉他不是心绞痛而是神经痛,但他还是固执己见,不相信医生的诊断。后来,医生就一边给他介绍心电图及血脂化验的指标否定冠心病,一边向他详细解释他的症状与冠心病、心绞痛、心肌梗死的症状有哪些不同。这样,疑虑消除后,后来经常发作的胸前区闷痛现象也就不治而愈了。

(三)通过说理开导调和患者情志

《灵枢·师传》指出:"人之情,莫不恶死而乐生,告之以其败,语之以其善,导之以其所便,开之以其所苦,虽有无道之人,恶有不听者乎。"喻昌在《医门法律》中说:"明告以如此则善,如彼则败,谁甘死亡,而不降心以从耶?"这讲的都是说理开导的心理治疗和心理护理的方法。

说理开导,就是通过正面说理,让患者认识到"喜怒不节"的情志失调,是"生乃不固"的重要原因之一,而"和其喜怒""喜怒有度",是养生长寿的根本,从而开导和引导患者自觉地戒除恼怒,调和情志。

《庄子·刻意》指出:"悲乐者,德之邪;喜怒者,道之过;好恶者,德之失。故心不忧乐,德之至也。"这里讲的道和德,就是指养心以修身,意思是说,悲乐、善怒、好恶,都是不利于养心修身的过失,只有心无忧乐,才能养心而修身,无病者益寿延年,有病者却病健身。

《孔子家语》认为,养生康复之道在于"动静以义,喜怒以时,无害其性,虽得寿焉,不亦宜乎"。《荀子·修身篇第二》指出:凡康复或养生,应该"怒不过夺,喜不过予"。《管子· 内业第四十九》强调指出:"凡人之生也，必以其欢，忧则失纪，怒则失端，忧悲喜怒道乃无处。"又说："凡人之生也，必以平正；所以失之，必以喜怒忧患。是故止怒莫若诗，去忧莫若乐，节乐莫若礼，守礼莫若敬，守敬莫若静。"

《素问·调经论》指出："喜怒不节则阴气上逆，上逆则下虚，下虚则阳气走之，故曰实矣。"《素问·阴阳应象大论》也强调："喜怒不节，寒暑过度，生乃不固。"

《灵枢·本脏》指出："志意者，所以御精神，收魂魄，适寒温，和喜怒者也……志意和，则精神专直，魂魄不散，悔怒不起，五脏不受邪矣。"意思是说，志意的作用，在于统帅精神、收集魂魄，在外能适应寒温气候的变化，在内能调和情志喜怒的变化。一个人志意（即神志）调和，则精神专一，魂魄安定，愤怒的情绪无从产生，从而五脏的功能也健全，邪气也就不会侵袭人体。

《灵枢·本神》指出："怵惕思虑者则伤神，神伤则恐惧流淫不止。因悲哀动中者，竭绝而失生。喜乐者，神惮散而不藏。愁忧者，气闭而不行。盛怒者，迷惑而不治。恐惧者，神荡惮而不收""故智者之养生也，必顺四时而适寒暑，和喜怒而安居处，节阴阳而调刚柔，如是则僻邪不至，长生久视"。意思就是说，过分的恐惧、惊惕、思考、焦虑，就会使神志受伤。神志一旦受伤，就会终日恐惧导致肾精下流不能自止。因为悲哀过度而损伤内脏，就会使神志竭绝而丧失生命。喜乐过度，神志就会耗散而不能收藏。忧愁过度，忧伤肺，上焦肺气闭塞而不畅行。怒则气逆，甚者必乱，大怒就会出现肝风内动而昏迷，严重的会导致不治之症。恐惧过度，神志就会动荡不安散失不收。所以聪明人的养生之道，就是能够节制喜怒，使之适度，这样才不容易被邪气侵袭，寿命就能延长。

晋代嵇康在《养生论》中指出："内怀殷忧，则达旦不瞑""壮士之怒，赫然殊观，植发冲冠""神躁于中，而形丧于外""喜怒悖其正气，思虑销其精神，哀乐殃其平粹"，所有这些，都是丧生、害生之事。只有"爱憎不栖于情，忧喜不留于意，泊然无感，而体气和平"，这才是"修性以保神，安心以全身"的养生的重要手段。

七情过极都会损伤人体的健康，孙思邈在《千金要方·养性序》中指出："深忧重恚伤也悲哀憔悴伤也，喜乐过度伤也，汲汲所欲伤也，戚戚所患伤也，久谈言笑伤也……欢呼哭泣伤也。"因而他谆谆告诫人们："莫忧思，莫大怒,莫悲愁,莫大惧……莫多言,莫大笑,勿汲汲于所欲,勿悁悁怀忿恨。"因为"语笑无度,思虑太深,皆损年寿"。如果不使自己的情志过度,做到喜怒有节,"则得长生也"。孙思邈一再强调:"故养老之要,耳无妄听,口无妄言,身无妄动,心无妄念""无喜怒""无大用意""无大思虑""无呼嗟,无叫唤,无吟吃,无歌啸,无啼嗁,无悲愁,无哀恸……能如此者,可无病长寿,斯不必惑也。"

另外,《孙真人卫生歌》指出:"卫生切要知三戒,大怒大欲并大醉……贪欲无穷忘却精,用心不已失元神……心若太费费则劳,形若太劳劳则怯。神若太伤伤则虚,气若太损损则绝。世人欲识卫生道,喜乐有常嗔怒少。心诚意正思虑除,顺理修身去烦恼。"

唐代医学家王冰在《素问·宝命全形论》的注释中指出:"故人无悲哀动中,则魂不伤,肝得无病;无怵惕思虑,则神不伤,心得无病;无愁忧不解,则意不伤,脾得无病;无喜乐不极,则魄不伤,肺得无病;无盛怒者,则志不伤,肾得无病。是以五过不起于心,则神清性明。"王冰认为,只有切实做到"五神各安其脏",才能使"寿延遐算"。

明代沈仕在他所著的《摄生要录》的喜乐篇中指出:"大喜坠阳。唐柳公度八十余,步履轻健。人求其术,曰:吾无术,但未尝以元气佐喜怒,气海常温耳。"在忿怒篇中指出:"大怒破阴。清凉书云:大怒伤目,令人目暗;多怒,百脉不定,鬓发憔焦,筋萎为劳,药力不及……暴嗔令人神惊,夜梦飞扬。"在悲哀篇中指出:"悲哀太甚则胞络绝而阳气内动,发则心下溃,溲数也。悲哀动中则伤魂,魂伤则狂妄不精,久而缩拘挛。两胁痛不举。"在思虑篇中指出:"谋为过当,饮食不节,养生大患也。"只有"不思衣食,不思声色,不思胜负,不思得失,不思荣辱,心不劳,神不极,但尔可得延年。"在忧愁篇中指出:"忧伤肺,气闭塞而不行遇事而忧不止,遂成肺劳。胸膈逆满,气从胸达背,隐痛不已。女人忧思哭泣,令阴阳气结,月水时少时多,内热苦渴,色恶肌枯黑。"在惊恐篇中指出:"大怖生狂,书云:惊则心无所依,神无所归,虑无所定,气乃乱矣。大恐伤肾,恐不除则志伤,恍惚不乐,非长久之道,临危冒险则魂飞,戏狂禽异兽则神恐。"在憎爱篇中指出:"好憎者使人心劳弗疾去,其志气日耗,所以不能终其寿。憎爱损性伤神,心有所憎,不用深憎,常运心于物平等。心有所爱,不用深爱,如觉偏颇寻常即改正,不然损性伤神。"在既惑篇中指出:"《国史补》云:李蟠常疑遇毒,锁井而饮。心,灵府也,为外物所中,终生不痊。多疑善惑,病之本也。昔有饮广客酒者,壁有雕弓,影落杯中,客疑蛇也,归而疾作。后饮其地,始知弓也,遂愈。疑之为害如此。"

明代医家汪绮石在《理虚元鉴》中指出:"其在泄而不收者,宜节嗜欲以养精;在滞而不化者,宜节烦恼以养神;在激而不平者,宜节忿怒以养肝;在躁而不静者,宜节辛勤以养力;在琐屑而不坦夷者,宜节思虑以养心;在慈悲而不解脱者,宜节悲哀以养肺。"汪绮石提出的"六节",就是喜怒有度的具体化、系统化、条理化。他认为,凡喜怒不节,喜怒过激引起的五志七情之病,非药石能够治疗,只有在思想上深刻认识其危害,做到自讼、自克、自悟、自解,才能恢复健康,延年益寿。

明代医学家龚廷贤在《寿世保元》中指出:"悲哀喜乐,勿令过情,可以延年。"他认为,"省思虑""戒喜怒,惜元气,简言语,轻得失,破忧沮,除妄想,远好恶""每把戏言多取笑,常含乐意莫生嗔",这是养生长寿的一种良剂。

明代医家胡文焕在《类修要诀·养心要语》中指出:"笑一笑,少一少;恼一恼,老一老;斗一斗,瘦一瘦;让一让,胖一胖。"胡文焕认为,"戒暴怒以养其性,少思虑以养其神,省言语以养其气,绝私念以养其心",这是养生的要诀之一。

明代另一医家龚居中在《红炉点雪》中也强调:"绝戒暴怒""尤忌忧郁",是养生长寿的重要方法之一。他说:"气贵舒而不贵郁,舒则周身畅利,郁则百脉违和。故曰喜则气缓。然缓者,因有徐和畅利之义。但不及太过,皆能致息愆期,而况忧思郁结,宁不滞其气乎,气既壅滞,则郁而化火……倘以世务营,终日怏怏",必然不寿而终。

清代医学家喻昌在《医门法律·和畅性情》中指出,"本神篇曰:'心怵惕思虑则伤神,神伤则恐惧自生'。邪气脏腑病形篇曰:'忧愁恐惧伤心'。口问篇曰:'悲哀忧愁则心动,心动则五脏六腑皆摇'。可见,心为五脏六腑之大主,而总统魂魄,兼统志意,故忧动于心则肺应,思动于心则脾应,恐动于心则肾应,此所以五志为心所使也。设能善养此心,而居处安静,无为惧惧,无为欣欣,宛然从物而不争,与时变化而无我,则志意和,精神定,侮怒不起,魂魄不散,五脏俱宁,邪亦安从奈我何哉。"

上述各家论述,综合起来,即无病之人,喜乐有度,可延年益寿;有病之人,喜乐有度,可早去病容,胜于服药。所以,通过说理开导,调和患者的情志,使之喜怒有度,这也是心理护理的重要方法之一。

(四)通过讲解使患者不信鬼神邪说

讲解,就是向患者讲解医学知识,讲解患者所患疾病的发生原因,讲解该病的发生、发展和转归,以及如何自我护理的方法。通过讲解,一方面让患者知道如何防治疾病,如何自我调理;另一方面让患者自觉地用科学知识去破除迷信鬼神的思想。龚廷贤在《病家十要》中指出:"九莫信邪,信之则差(指迷信鬼神巫婆邪说就会产生医疗差错,带来严重后果),异端诳诱,惑乱人家。"

张介宾的《类经》记载了不少破除迷信鬼神的医案,其中有一则是这样的:"一儒生,伤寒后金水二脏不足。忽一日正午,对余叹曰:'生平业儒,无所欺害,何有白须老者,素服持扇,守余不去者三日矣,意必宿冤所致也,奈之何哉?'余笑曰:'所持者非白纸扇耶?'生惊曰:'公亦见乎?'余曰:'非也'。因对以《刺法论》人神失守五鬼外干之义,且解之曰:君以肺气不足,眼多白花,故见白鬼;若肾水不足,眼多黑花,当见黑鬼矣。此皆正气不足,神魂不附于体,而外见本脏之色也。亦何冤之有哉?'生大喜曰:'有是者妙理也。余之床侧,尚有一黑鬼在,余心虽不惧,而甚恶之,但不堪言耳,今得教可释然矣。'遂连进金水两脏之药而愈。"

(五)避免患者精神再受不良刺激

第一,病室与环境必须保持安静。《素问·痹论》指出:"静则神藏,躁则消亡。"《素问·生气通天论》亦强调:"起居如惊,神气乃浮。"安静的环境不但能使患者心情愉快和身体舒适,还能使患者睡眠充足和饮食增加,有利于恢复健康。某些体质素虚或犯心悸、癫狂等证的患者,听到一点响声或噪声,就会心惊肉跳,坐立不安,甚至四肢发抖,全身冷汗;有的患者熟睡中,半夜风起,门窗声响,也会使他从梦中惊醒或惊叫。因此,在护理上要做到三轻:走路轻,关门轻,说话轻,以保持病室的安静,避免使患者受到不必要的恶性刺激。

第二，对探视患者的家属亲朋，可根据患者病情发展的需要，在探视前，扼要地向探视者介绍病情，并且向探视者提醒应该注意的事项，以免由于不了解病情而在谈话中无意识地给患者以不良的精神刺激。在古代，不少医家是不赞成亲朋探视患者的。如裴一中指出："凡有来问候者，不得与之相接，以免耗神气。而心所契者，每契而忘倦；所憎者，又因憎而生嗔；甚或坐盈一室，竟起谈风，纵不耐烦，又不敢直辞以去。嗟！有病之人，力克几何？而堪若此，则不终朝而病已增剧矣！更有一等摇唇鼓舌，搬弄是非，病者一听，必致恼怒填胸，其害不可胜言。"所以，应该让患者尽量少接待亲朋，尤其是某些危重患者，则应该一律谢绝亲朋探望。

第三，对于病历，护理人员要严格管好，不要让患者及家属随便翻阅，以免增加患者心理上不必要的压力和思想负担。

第四，轻症患者与重症患者，应该尽量分室安置，一旦病情恶化转危，就应迅速从轻症患者中转移，同时对病友的病重、恶化、死亡等消息不可乱传，以避免给患者以恶性刺激。

（六）帮助患者解决实际困难

对于危重患者和部分或全部丧失生活自理能力的患者，要切实帮助他们解决实际困难，如帮助洗脸、擦浴、洗脚、上厕所等。对于患者对治疗、护理、饮食等方面提出的种种要求，合理的、有条件做到的，应该尽量予以满足；对于不合理的或现有条件不可能办到的事情，应耐心地解释和说服。总之，无论意见正确与否，都要做到事事有交代，都要采取关怀的态度，使患者处处感到医院和医护人员的温暖，从而增强治好疾病的信心。

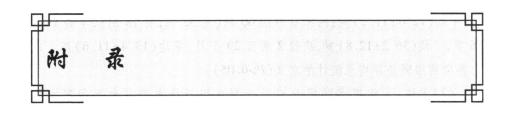

附　录

一、HJY-1 音乐电疗仪与阿米替林治疗抑郁症的对照观察

【摘要】目的:比较 HJY-1 音乐电疗仪与阿米替林治疗抑郁症的疗效和不良反应。方法:将符合 CCMD-3 抑郁症诊断标准的患者 124 例随机分为两组,音乐电疗仪组 64 例,阿米替林组 60 例。分别给予 HJY-1 音乐电疗仪与阿米替林治疗,并于治疗前及治疗后第 1、2、4、6 周分别用汉密尔顿抑郁量表(HAMD)、临床疗效总评量表(CGI-SI)及不良反应量表(TESS)评定。结果:音乐电疗仪组显效率为 70.3%,总有效率为 89%;阿米替林组分别为 70% 和 88.3%。两组治疗后 HAMD 评分间差异无统计学意义($P>0.05$)。不良反应:音乐电疗仪无不良反应,阿米替林为抗胆碱能症状。结论:HJY-1 音乐电疗仪的疗效与阿米替林相当而无不良反应,因此可以作为治疗抑郁症的一种工具。

【关键词】音乐电疗仪;阿米替林;抑郁症

HJY-1 音乐电疗仪是由上海师佗电子科技有限公司研制生产的一种可以治疗精神疾病及其他躯体疾病的新型医疗器械。为了解该器械对抑郁症的临床疗效及不良反应,我们用该器械治疗抑郁症,并与阿米替林进行对照。结果报告如下。

1. 资料和方法

(1)一般资料:研究对象为我院住院及门诊病人。符合 CCMD-3 抑郁症诊断标准,汉密尔顿抑郁量表(HAMD)前 17 页评分>20 分,无躯体疾病及器质疾病,无药物滥用史,共 124 例,随机分为两组。音乐电疗仪组 64 例(男

36 例,女 28 例),年龄 17~58 岁,平均(37.4±15.2)岁,病程 2 周至 28 个月,平均(12.6±11.2)周;阿米替林组 60 例(男 32 例,女 18 例),年龄 18~56 岁,平均(36.2±12.8)岁,病程 2 周至 29 个月,平均(13.4±11.6)周。以上各项两组间差异均无统计学意义($P>0.05$)。

(2)方法:入组患者随机分组后分别运用音乐电疗仪和服用阿米替林,若入组前正在服用其他抗抑郁剂则清洗 1 周后入组。音乐电疗仪由上海师佗电子科技有限公司提供,音乐电疗所用穴位:百会、印堂、太冲(双)、内关(双)、足三里(双),每次取两个穴位,并将双贴电极分别贴在事前选好的穴位上,给予中等刺激。另外戴上耳机听音乐,其曲选用《神韵》《山水情》《梦之桥》《情绪调衡音乐》《冥想音乐》(中华医学会音像出版社出版)等乐曲,交替听用。治疗时间,一次 30~60 分钟。阿米替林组初始剂量为每天 50 毫克,根据病情,2 周后逐渐增至每天 150~250 毫克,平均剂量为每天(198±39)毫克。疗程 6 周。

治疗前及治疗后第 1、2、4、6 周末分别采用 HAMD、临床疗效总评量表(CGI-SI)和不良反应量表(TESS)进行评分。将 HAMD 评分下降 25% 以下、25%~50%、50%~75% 和 75% 以上分别评定为无效、进步、显著进步和痊愈。治疗前后分别查血常规、尿常规、肝功能及心电图,并记录不良反应。并将结果进行 t 检验或 X^2 检验。

2. 结果

(1)两组治疗前后 HAMD 评分:由附表 1 可见,在第 2 周末两组间差异有显著性($P<0.05$),其他时间两组间差异无显著($P>0.05$)。

附表 1　治疗前后两组 HAMD 评分表($\bar{x}\pm s$)

时间	音乐电疗仪组 (n=64)	阿米替林组 (n=60)	t 值	P 值
治疗前	30.1±4.1	29.5±4.1	0.81	>0.05
治疗后 1 周	24.2±2.9	24.6±0.4	0.44	>0.05
治疗后 2 周	15.7±4.5	17.1±3.4	2.18	<0.05
治疗后 4 周	12.9±5.3	13.5±5.6	0.08	>0.05
治疗后 6 周	9.5±5.8	10.0±6.1	0.23	>0.05

（2）临床疗效：音乐电疗仪组痊愈 26 例，显著进步 19 例，进步 12 例，无效 7 例，总有效率为 89.1%；阿米替林组分别为 24、18、11 和 7 例，总有效率为 88.3%。两者总有效率差异无统计学意义（$x^2=0.04$，$P>0.05$）。

（3）两组治疗前后疗效总评：由附表 2 可见，治疗前后两组间的疗效总评差异无统计学意义。

附表 2　两组 CGI-SI 评分比较（$\bar{x}\pm s$）

时间	音乐电疗仪组 （$n=64$）	阿米替林组 （$n=60$）	t 值	P 值
治疗前	5.03±1.73	4.85±1.89	0.40	>0.05
治疗后	24.2±2.9	2.18±1.14	0.11	>0.05
t 值	7.61	7.07		
P 值	<0.01	<0.0		

（4）不良反应：音乐电疗仪组无不良反应，而阿米替林组以口干、便秘、视力模糊等抗胆碱能症状为主，且多出现于治疗第 1～2 周。第 6 周末任何总评分两组间差异无显著性（$P>0.05$）。

3.讨论

HJY-1 音乐电疗仪系一种电疗与音乐治疗的结合体，能输出各种强度、频率的脉冲电流，通过电极或针送入人体，刺激神经或肌肉，使其兴奋或抑制，从而调节人体的阴阳平衡。并通过不同音调旋律的音乐，通过影响人的大脑皮质、边缘系统和自主神经的功能活动，使人产生不同的情绪，达到治疗的目的。

抑郁症多由情致所伤，忧郁伤肝，肝气郁结，或思虑伤脾，或脾虚，气血不足，心失所养所致。音乐电疗仪所选穴位太冲为厥阴肝经原穴，疏肝解郁；足三里属足阳明胃经，有挟正培元、健脾益气之功，又为人体健康之要穴；内关为八脉交会穴，有宁心、安神、和胃、宽胸、降逆等作用；百会系督脉，有开窍、健脑、安神之功；印堂虽为经外奇穴，却在督脉经线上，入络于脑，对调节情志尤为重要。音乐电疗仪通过对以上穴位针刺或电极刺激，使机体各神经失衡状态达到平衡。同时病人听着优美的音乐,精神放松,心情改善,故抑郁症状可迅速得以恢复。

本研究表明,音乐电疗仪治疗抑郁症效果与阿米替林相当,且无不良反应,值得临床推广使用。

二、杰怡安神胶囊(药食同源)治疗失眠症的临床观察

【摘要】目的:观察杰怡安神胶囊治疗失眠症的疗效。方法:将 120 例失眠症患者随机分为治疗组 60 例(口服杰怡安神胶囊)和对照组 60 例(口服健脑安神片)。两组疗程均为 30 天,观察临床疗效。结果:治疗组总有效率为 86.6%,对照组为 73.3%($P<0.05$)。结论:杰怡安神胶囊治疗失眠的疗效较健脑安神片疗效好。

【关键词】杰怡安神胶囊;药食同源;失眠症;临床体会

失眠又称不寐(病证名出自《难经·第十四六难》)、不得眠、不得卧。患者对睡眠时间和质量不满足并影响日间社会功能的一种主观体验,常见病症是入睡困难、睡眠质量下降和睡眠时间减少,以及记忆力、注意力下降等。

世界卫生组织调查显示失眠症的发病率约为 27%,而中国的失眠症发病率高达 38.2%,那么其高发人群中,孕妇和更年期妇女由于激素水平的变化导致失眠,其发病率约为 75%;老年人中,65 岁以上的人群多由于身体的衰老、自身疾病、社会心理压力等因素……

目前,临床治疗失眠症只能通过催眠和镇静类的西药进行缓解,但是长时间服药会产生依赖性,停药后病症会更加严重。近年来笔者采用自拟杰怡安神胶囊治疗失眠症取得了较好的疗效,且无药物依赖性和成瘾性等不良反应。现将临床治疗观察结果报告如下。

1. 临床资料

本组所观察的 120 例失眠症患者均为我院中医科门诊 2017 年 7 月至 2020 年 7 月的病例,其中男性 44 例,女性 76 例;年龄 18~69 岁,平均 47 岁;病程 2 周至 4.5 年,平均 1 年 5 个月。符合中国精神障碍分类及诊断标准第三版(CCMD-3)关于失眠症的诊断标准(非器质性失眠症 F51)。

将 120 例失眠病患者随机分为治疗组 60 例和对照组 60 例。治疗组中

男性 24 例,女性 36 例;年龄 21～69 岁,平均 48 岁;病程 3.5～4.5 年,平均
1 年 7 个月。对照组男性 20 例,女性 40 例;年龄 20～65 岁,平均 46 岁;病程
2 周至 3.5 年,平均 1 年 4 个月。对照组和治疗组在症状、性别、年龄和发病
时间的基线资料均无显著差异($P<0.05$),具有可比性。

2. 治疗方法

治疗组以口服杰怡安神胶囊治疗。方药组成:茯苓 2 份,酸枣仁 2 份,枸
杞子 2 份,陈皮 1 份。制法:将上 4 味共为干燥,其中枸杞子的干燥采用
−15 ℃冻干,共同制成细粉,装入 0 号胶囊内,每次服 6 克,每日 2 次,温开水
送服。同时嘱患者于晚饭后适当运动,睡前以温水泡脚,接着分别以左右手
交替按摩双侧涌泉穴各 3 分钟,最后平躺于床上,做深呼吸放松训练及自我
暗示,心中反复默念"我瞌睡了,我非常瞌睡……"。对照组口服健脑安神
片,一次 5 片,一日 2 次。两组治疗的疗程均为 30 天。

3. 疗效判字标准

按照中药新药临床指导原则评定如下。临床治愈:睡眠时间恢复正常
或夜间睡眠时间在 6 小时以上,睡眠深沉,醒后精神充沛;显效:睡眠明显好
转,睡眠时间增加 3 小时以上;有效:症状减轻,睡眠时间较前增加不足 3 小
时;无效:治疗后睡眠无明显改善或加重。

4. 结果

两组患者均经 30 天的治疗,治疗组总有效率为 86.7%,对照组
73.3%,$P<0.05$(附表 3),说明治疗组疗效较好。

附表 3　结果对比

单位:例

组别	n	临床治愈	显效+有效	未愈
治疗组	60	36	16	8
对照组	60	24	20	16

5. 讨论

失眠症,《黄帝内经》称"目不瞑"等;《外台秘要》称"不眠";《圣济总录》

称"少睡";《太平惠民和剂局方》称"少寐";《杂病广要》称"不睡"。

中医认为,本病多为患者思虑太过,劳逸失调,或因年老体虚,伤及肝肾,使其功能失调;或饮食不节,嗜食膏粱厚味,损及脾胃,脾胃不和,以致夜不得安睡。

杰怡安神胶囊,方中茯苓、酸枣仁宁心安神、益脾和胃;陈皮理气调中;枸杞子补益肝肾。四药合用,共奏宁心安神、益脾和胃、补益肝肾之功,则失眠症得愈矣。

三、如何选用活血化瘀方药治疗精神病

精神病属中医学癫狂范畴,血瘀证为临床常见证型之一,用活血化瘀方药治疗有效,尤其于服抗精神病西药的同时,在辨证治疗的基础上加用活血化瘀药物,可以提高疗效。

1. 病因病机

癫狂证之病因病机较为复杂,但总括起来不外乎阴阳失调,七情内伤,痰气上犯,气血结阻。而这些因素之间又有密切的关系,均可导致血瘀证。如气虚致瘀,多见于慢性精神病患者,病程日久,阳气虚损,鼓动无力,血的运行可因之而迟滞;气滞致瘀,精神病患者因七情内伤,使气机受阻,气滞则血滞;血热致瘀,为邪热侵入血分,邪热与血相互搏结,或血溢于脉外而成;血寒致瘀,多见于慢性精神分裂症衰退期,此时脏腑俱虚,阳气衰减,血失温煦,血流缓慢而滞塞;痰热致瘀,患恨恼怒,忿忿于心,心郁生热,灼津为痰,痰热阻络,而痰血互结,热扰心神。

2. 血瘀证临床证型及治疗原则

(1)血瘀证临床证型

1)气虚血瘀证:情感淡漠,面色萎黄或暗滞,倦怠懒动,寡言少语,呆若木鸡,独居一隅,思维贫乏,傻笑自语,自责自罪,少寐易惊,怔忡健忘,妄见妄闻,舌苔薄白,质紫或有瘀斑,脉沉细或沉涩。

2)气滞血瘀证:抑郁不乐,多虑善思,哭笑无常,恶态重重,情绪不稳,烦躁易怒,语无伦次,妄见妄闻,妇女多在经期病情波动,舌红紫暗,或有瘀斑,苔白,大便干燥,脉象弦涩,或弦细。

3)邪热与血搏结证:病人发狂,言语错乱,奔走狂吼,甚或骂詈不避亲疏,狂妄歌笑,舌黯红干燥,脉数疾或数滑。

4)痰血互结,热扰心神证:狂躁不安,殴人击物,夜间发作或夜间加重,舌苔黄、质红绛,脉数,或弦滑数。

5)寒凝血瘀证:情感淡漠,孤独退缩,思维贫乏,呆滞少神,懒散嗜睡,面色苍白,舌质淡,脉多微细。

(2)血瘀证的治疗原则

1)病因治疗:针对上述形成血瘀证的原因,应分别经予益气活血化瘀、理气活血、调气破血、泄热破瘀、泻痰火破逐瘀、温阳活血等治法。因形成血瘀证并非单一原因,故治疗上常常是多种治法并用。临床上尤应注意分清虚实,新病久病。初病体壮实者,治法宜猛,不可缓图留邪;久病者,治法宜缓,不可过伐以伤正。另血虚者应侧重于和血化血,血实者应侧重于破血能瘀。

2)症状治疗:血瘀证状虽多,但在具体病人应抓主要症状,不必面面俱到。

3)针对性治疗:精神分裂症、周期性精神病及其他精神病等,皆宜在中医辨证的前提下,分别采用相应的治疗方法。

(3)常用方药介绍:近年来用活血化瘀方药治疗精神病的报道颇多,除运用古方如癫狂梦醒汤、桃仁承气汤、抵当汤等外,又涌现了一些颇具特色的活血化瘀方,如东北三省协作组的活血主方(大黄、香附、桃仁、当归、川芎、赤芍)治疗精神分裂症,周期康氏的四味达营汤(三棱、莪术、大黄、赤芍)治疗周期性精神病,山西朱好生氏的猪心血丸治疗癫狂,杨培泉氏的活血化瘀方(三棱、莪术、红花、桃仁、丹参、大黄、大枣、牛膝、甘草)治疗经期癫狂等方,皆取得了令人满意的疗效。现根据精神病的特征,将笔者常用的几种活血化瘀药介绍如下。

当归:为生血活血之主药,又能宣通气分,使气血各有所归;其性能升能降,内润脏腑,外达肌表;于活血化瘀方中酌配以当归,往往能起到祛瘀生新而不伤正的作用。如对肝郁血虚之脏躁,常以当归散合甘麦大枣汤为治,收效良好。

生地黄:最善清热,有凉血、化瘀血、生新血之功,治狂病日久,耗气伤阴,虚火上炎,临床选用二阴煎可收满意疗效。

丹参:《本草汇言》称"丹参,善治血分,去滞生新,补血生血,功过归、地,调血敛血,力堪芍药,逐瘀生新,性倍芎䓖"。临床配用清热活血开窍药治疗癫狂诸症,配用养血安神治疗因血瘀所引起的失眠症,颇有功效。

大黄:入血分,破一切瘀血。治实热便秘,谵语发狂,《药对》有"大黄,得芍药、黄芩、牡蛎、细辛、茯苓疗惊恚怒心下悸气";故大黄在精神病中应用很广。例如《寿世保元》将军汤:大黄30克(古制)酒浸一宿,治癫狂诸病。张锡纯之荡痰汤重用大黄治疗癫狂失心。上海周康氏用大黄治疗精神病30年。临床证明重用本品对痰火瘀血互结型精神癫狂症候有明显疗效。

郁金:《罗氏会约医镜》谓其"纯阴之品,凉心热,散肝逆,解肺金之郁,善降逆气,破血中之滞……癫狂迷心……",笔者以越鞠丸加郁金等药治疗精神抑郁症,往往收效满意。以《士材三书》辰砂丸(辰砂、白矾、郁金)治喜怒无极、发狂等症效果极优。

三棱、莪术:二药性非猛烈建功甚速,化血之力三棱优于莪术,理气之力莪术优于三棱,二者配伍,相得益彰。临床以二药伍以其他活血化瘀药用治肝硬化所引起的精神障碍及周期性精神病,往往可使精神症状缓解或消失。

水蛭:《医学衷中参西录》曰其"味咸,色黑,气腐,性平。为其味咸,故善入血分;为其原为噬血之物,故善破血……凡破血之药,多伤气分,唯水蛭味咸专入血分,于气血丝毫无损。且服后腹不觉疼,并不觉开破,而瘀血默消于无形,真良药也。"笔者每以水蛭配用其他活血化瘀药及大陷胸合抵当汤治疗瘀发狂证多获良效,如治勾氏癫狂即以大陷胸合抵当水煎服之,三剂病愈。

桃仁:破血行瘀,善能治狂。成无己有言:"肝者血之源,血聚则肝气燥,肝苦急,急食甘以缓之,以治伤寒八九日,内有蓄血,发热如狂,小腹满痛,小便自利者。"另,仲景之桃核承气汤亦治下焦蓄血,少腹胀满,大便色黑,小便自利,谵语烦渴,至夜发热,其人如狂等症。临床验之,莫不奏效。

赤芍:行瘀散血。《日华子本草》云其可治"瘟瘴惊狂,妇人血运",王清任之癫狂梦醒汤及血府逐汤中均有赤芍一味,临床用治气滞血瘀型精神病颇有疗效。

3.选药原则及注意事项

根据笔者体会,对精神病血瘀患者具体应用药物时,要综合考虑以下几点。

(1)一药多用:如郁金有凉血清心、行气解郁、祛瘀止痛、化痰等作用,凡血瘀证患者兼气郁不舒头痛、痰热夹杂时,可选用本品。

(2)按病情(血瘀)程度:如轻型精神病患者(血瘀程度较轻者),可选用和平之丹参、赤芍之类;重型精神病患者(血瘀程度较重、较久者),可选用桃仁、水蛭、大黄、三棱、莪术等。

(3)按兼症:兼气虚者可选用黄芪、党参、白术等;兼气滞者可选用香附、青皮、陈皮等;兼邪热者可选用牛黄、黄连、黄芩等;兼痰热者可选用胆星、天竺黄、竹沥或竹茹等清热化痰之品。

(4)根据实验室依据:如甲皱微循环障碍、血液流变性异常者可适当选用桃仁、郁金、赤芍等活血化瘀药物。

对于精神病患者应用活血化瘀药物改善症状,促进机体恢复确有较好的疗效。但需注意以下2个问题:①急性精神病患者初起大实之症,选用药物时宜取竣猛之品,如大黄、桃仁、三棱、莪术、水蛭等,然其用量亦宜适当加大。②慢性精神病病程较久者,如慢性精神分裂症,兼气血虚亏,或心脾两虚,或肾阳衰减者,在活血化瘀的同时,宜适当选加黄芪、党参、白术、茯苓、白芍、熟地黄、龟板、淫羊藿、补骨脂、酸枣仁、川芎、柏子仁等补气健脾,补肾壮阳,养血安神药物。

四、电针为主治疗狂证的临床体会

狂证,乃为狂乱无知、躁扰不宁之意也。西医的躁狂症、精神分裂症、反应性精神病、癔病等发狂症状亦属狂证范畴。其发病机制中医多责之以痰火扰心、瘀血内阻、肝胆郁火、阳明热盛等。笔者常以电针治之取效,尤其以电针为主配以中西药物及心理疗法,其效甚捷。

为了探讨电针的效果,笔者于1986年选择了狂证患者150例,其中以电针为主配合小剂量中西药物及心理疗法治疗100例(电针药物心理组)。余50例单用药物及心理疗法(药物心理组)作为对照组。

1. 临床资料

150例狂证患者均为1986年的门诊及住院病例,其中男82例,女68例;年龄最小的16岁,最大的62岁,平均28.5岁;病程最短7天,最长10年,平均11个月。

2. 诊断标准

150例均按《中医症状鉴别诊断学》中内科症状、全身症状、发狂的诊断标准确诊。

3. 治疗方法

(1)电针药物心理组:100例狂证患者均首先给予电针治疗。其穴位:人中、神庭、合谷、印堂、百会、中脘、足三里、内关、涌泉、神门;所用电疗器为上海医疗器械厂生产的BT电麻仪。其电流强度按具体病人而定。躁狂打人或不接受治疗者,均强行给予强刺激。电针时间一般为20~40分钟。躁狂甚者可达1或数小时。每日1次。

药物选择:西药,每日2次选用氯丙嗪(300毫克/日)、氟哌啶醇(48毫克/日)、氯氮平(300毫克/日)。中药,龙胆泻肝汤、荡痰汤、大承气汤、癫狂梦醒汤,每日一剂,水煎服。

心理疗法:针对病人具体情况分别采用定志安神法、怡悦开怀法、转移注意法、说理开导法、以情胜情法。

(2)药物心理组:西药亦用氯丙嗪、氟哌啶醇、氯氮平,用药量折算成氯丙嗪量,平均为500毫克/日。中药及心理疗法同上。

4. 不良反应

两组除少数病人有嗜睡、乏力外,一般无任何不适反应。

5. 疗效判定标准

参照中华全国中医学会脑病学组1986年《脑病疗效判定草案》的标准拟定。①治愈:精神症状消失,自知力完全恢复,经1~2年的观察,恢复病前的工作和生活能力。②显著进步:精神症状显著好转,自知力基本消失,对自己的病态言行有一定认识,尚能适应日常生活,进行社会活动,可从事一般性工作。③进步:接受治疗以后,精神症状已获控制,与治疗前有所改善,自知力恢复极其肤浅,或无自知力,工作能力尚未恢复。④无效:症状未见改善,并在继续发展。

6. 结果

电针药物心理组:治愈 80 例,显著进步 12 例,进步 8 例。总有效率为 100%。治疗天数,最短 7 天至半月,最长 2~3 疗程。

药物心理组:治愈 32 例,显著进步 5 例,进步 5 例,无效 8 例。总有效率为 84%。治疗天数,最短 1 个疗程 20 天,最长 3~4 疗程。

7. 体会

狂证,是精神病中最常见的一种症状群,病人情绪异常激动,或声嘶力竭不断叫嚷,语句杂乱无章;或骚动不安,日夜吵闹不休;或有打人骂人,撕衣毁物等冲动行为而产生破坏性后果,病人大部分理智丧失,多不愿接受治疗。即时给予电针强刺激,可使狂势迅速减轻,并有利于服药,又可缩短疗程,减少药物的用量,从而减轻药物的不良反应。同时,人中、百会、印堂、内关、合谷、神门、中三里、涌泉等穴有清热开窍、宁神之功,因热而狂用之,其效果颇佳;神庭系督脉与足太阳膀胱经之会穴,其深部两侧适对大脑两半球额叶的前部,精神联合中枢位于其内,故可治疗各类精神病之发狂症;中脘系胃之募穴,八会穴中的脏会,又位居中焦,有较好的平狂作用。适当配以中西药物及心理疗法,其效更卓。

五、脑血管性痴呆症治述要

脑血管性痴呆多由脑部血管舒缩功能失调,引起血液循环发生动力学改变,或由于血管壁、管腔的变化,血压的改变,血管充盈的变化等,影响血液的正常供应所引起的精神障碍。其表现为精神抑郁,表情淡漠,坐如木偶,沉默寡语,言语颠倒,或哭或笑,幻觉幻想,意识障碍,肢麻震颤,头晕目眩等。其发病年龄多见 50 岁以上的人,40 岁以上亦有发病者。引起本病的原因较为复杂,但总括不外虚实两类。实证多由痰湿、郁火、瘀血、气滞阻蒙清窍、神明迷乱所致。正如《景岳全书·癫狂痴呆》所云:"痴呆证,凡平素无痰而或以郁结,或以不遂,或以思虑,或以疑惑,或以惊恐而渐致痴呆,言辞颠倒,举动不轻,或多汗或善愁,其证则千奇百怪,无所不至⋯⋯虚证多缘于阴亏、髓虚,神明失用。"

据其病理演变过程,辨证有痰火内扰、肝郁气结、肝阳上亢、瘀血扰心、痰湿内阻、肝郁血虚、心脾两虚、肝肾阴亏、髓海空虚等证型。前五者属实,后四者为虚。

治疗应以清化热痰、疏肝解郁、育阴潜阳、活血化瘀、燥湿化痰、养血舒肝、补益心脾、滋肾养肝、填精益肾为原则,针对不同证型,分别采取相应治法。实证以祛邪为主,虚者以补虚为先,虚实相兼者以攻补施之法。然老年人扶正尤当珍重,祛邪亦不可过分攻伐,药物分量亦应适当轻取。约而言之,其治疗常规方法有以下几种。

1. 清化热痰法

适用于痰火内扰型,心中烦躁,躁扰不宁,痰黄黏稠,气急喘满,夜不入眠,意识障碍,不识家人,言语错乱,舌质红绛,苔黄厚腻,脉弦滑数者。因此型病理基础主要在于心胃火亢,或郁怒化火,灼津为痰,痰火胶结,上蒙清窍,其症状、体征已经明显,结合有关检查,可为辨病提供依据,应用清化热痰法具有较强的针对性,每可使症状不同程度的改善或消失。

治疗此证时可视其具体病情,首先选用安宫牛黄丸以清心开窍,次用清化热痰,镇心安神之品,以治其余邪,方如《千金方》温胆汤(半夏、陈皮、茯苓、炙甘草、竹茹、枳实),亦可选加黄连、黄芩、栀子、胆星、贝母、海浮石、石菖蒲、磁石、朱砂、琥珀、酸枣仁等。

2. 疏肝解郁法

适用于肝郁气结型,情感脆弱,极易伤感,易激惹,情绪抑郁,焦虑苦闷或悔恨,甚或欣快或呆滞,或出现强制性哭笑,舌苔薄、脉细弦者。因其病理基础主要在于情志所伤,肝失疏泄,郁结不解,故可应用疏肝解郁法。

《局方》逍遥散(柴胡、当归、白芍、白术、茯苓、炙甘草、生姜、薄荷)乃为疏肝解郁之主方,笔者临床加减应用,效果良好。

3. 育阴潜阳法

适用于肝阳上亢型,情绪易激惹,睡眠不佳,做噩梦、易惊醒、头昏、眩晕或耳鸣、头痛或头胀痛并伴有沉重感,易疲乏,注意力不集中,记忆力差,工作不能持久,甚感焦虑不安,恐惧或忧虑,或伴兴奋,烦躁口干,舌质红,脉弦大,寸脉尤甚者。因此型病理基础主要在于阴阳失调,阴虚于下,阳亢于上,冲犯清空,故可应用育阴潜阳法。《医学衷中参西录》镇肝息风汤(玄参、天冬、川楝子、生麦芽、茵陈、甘草)可作为育阴潜阳之主方。兼痰多、呕吐者加竹茹、胆南星;兼腰膝酸软、遗精疲乏,脉弦细者则可改用《温病条辨》大定风珠(白芍药、阿胶、生龟板、生地黄、火麻仁、五味子、生牡蛎、麦冬、鸡子黄、生鳖甲、炙甘草);尺脉虚者加熟地黄、山萸肉。

4. 活血化瘀法

适用于瘀血扰心型,病程较久,血脉痹阻、气血不通、脑卒中发作,意识朦胧,精神错乱,兴奋躁动,一般维持时间不长,事后病人完全遗忘或只有部分回忆,少腹硬满,疼痛拒按,小便自利,大便色黑,舌质紫暗,有瘀点,脉沉数或沉涩。因其病理基础主要在于瘀血内阻,上扰于心,故可选用活血化瘀法。《伤寒论》中桃核承气汤(桃仁、大黄、桂枝、甘草、芒硝)可作为活血化瘀之主方。然此方较为峻猛,故应中病即止,不可久服,体质较差,年事高迈者,尤当慎之。

5. 燥湿化痰法

适用于痰湿内阻型,神情呆滞,语言错乱,或喃喃自语,头晕眩,食欲欠佳,胸闷腹胀,或呕恶,舌苔白厚腻,舌体胖,脉濡或滑者。因其病理基础主要在于痰湿内聚、清窍被蒙,故可应用燥湿化痰法。

《千金要方》之温胆汤(方见前清热化痰法部分)加味用之,临床往往可收满意疗效。

6. 养血舒肝法

适用于肝郁血虚型,胸胁胀满,情怀不舒,烦躁易怒,思考、理解问题均感困难,遇事易惊,面色爪甲苍白,舌苔薄、质暗或淡,脉细弦者。因其病理基础主要在于肝郁不舒,化火灼津,肝血被耗,心失血养,故可应用养血舒肝法。《古今医统大全》丹枝逍遥散(当归、白芍、白术、柴胡、茯苓、甘草、煨姜、薄荷、丹皮、栀子)可作为养血舒肝之主方,但临床宜加减应用。

7. 补养心脾法

适用于心脾两虚型,言语错乱,思维贫乏,面色无华,神倦肢软,食欲欠佳,失眠易惊,语声低怯,舌淡脉细者。因其病理基础主要在于心阴暗耗,脾气受损,故治宜补养心脾法。

《济生方》之归脾汤可作为治疗心脾两虚的主方,方中人参、白术、黄芪、甘草、木香补中益气,燥湿醒脾,以补生血之本;龙眼肉、酸枣仁、远志、茯神、当归补心肝养血安神,故可组成气血双补、心脾两益之剂。

8. 滋补肝肾法

适用于肝肾阴亏型,精神萎靡,被害或嫉妒妄想,目光晦暗,面色憔悴,言语迟钝,步履沉重,四肢麻木或颤抖,头晕目眩,耳鸣耳聋,手足心热,两颧潮红,盗汗,舌红无苔,脉细数者。因其病理基础主要在于肝肾阴亏,故可应用滋补肝肾法。

《小儿药证直诀》六味地黄丸(熟地黄、山萸肉、山药、泽泻、牡丹、茯苓)可作为滋补肝肾的主方,亦可加入当归、何首乌、枸杞子等。

9. 填精补髓法

适用于髓海空虚型,近期记忆明显减退,思维迟钝,联想困难,定向障碍,工作能力下降或伤失,或生活不能自理,或并发卒中,面色苍老多皱,步态不稳,语言颠倒,毛发失荣,怠堕喜卧,舌质淡,脉细弱者。因其病理基础主要在于年高体衰,髓海失充,故宜用填精补髓法。

《景岳全书》左归丸(熟地黄、鹿角胶、龟板胶、山茱萸、山药、怀牛膝)可作为填精补髓主方,亦可选用河车大造丸(紫河车、麦冬、黄柏、天冬、熟地黄、牛膝、杜仲、龟板)加减。

按语:脑血管性痴呆,临床辨证法立法虽有以上数种,但其病理基础皆不外不同程度的大脑动脉粥样硬化造成程度不等的瘀血所致,故在应用以上诸法之同时,皆可适当加入较为和缓的活血化瘀、凉血补血之品,如丹参、丹皮、郁金、当归、红花、牛膝、生地黄等,往往能使疗效增强。

六、治冠醒脑胶囊治疗冠心病性脑病33例疗效观察

冠心病性脑病,又称冠心病伴发的精神障碍,是指冠心病患者在疾病过程中出现神经精神症状。根据其情感不稳、抑郁、癫狂或兴奋及脑卒中等临床表现,本病属中医学的"癫狂""厥证""眩晕""中风"等病范畴。笔者自

1986 年以来,收治住院病人 33 例,用自拟治冠醒脑胶囊治疗,疗效满意。

1. 临床资料

诊断依据:①出现失神、晕厥、眩晕、痉挛、脑卒中发作,或谵妄、妄想幻觉症状者;②排除克山病、高血压脑病、高血压危象、肺性脑病、风湿性心脏病合并亚急性细菌性心内膜炎及心房颤动引起的脑栓塞等;③参考心电图及脑血流图的检查。

33 例中,男 18 例,女 15 例;年龄在 46～56 岁 14 例,57～68 岁 19 例;冠心病史最短 3 年,最长 9.5 年;精神症状出现 1～6 个月者 17 例,半年以上到 5 年者 16 例;失神,晕厥、眩晕等发作者 12 例;幻觉妄想者 16 例;精神症状伴痉挛发作、脑卒中发作者 5 例。

2. 治法

用治冠醒脑胶囊。方药组成:黄芪 45 克,党参 30 克,当归 30 克,川芎 30 克,丹参 45 克,赤芍 30 克,郁金 25 克,天麻 25 克,石菖蒲 30 克,半夏 25 克,陈皮 20 克,共为细末,装入空心胶囊内,每服 6～9 克,日服 3 次,温开水送下,10 天为一疗程。

3. 疗效判定标准

服药 1～6 个疗程精神及神经症状消失者为痊愈;精神及神经症状明显好转者为显效;精神及神经症状好转者为好转;服药 2 个疗程后精神症状无明显变化者为无效;服药 2 个疗程后精神及神经症状加剧者为恶化。

4. 结果

按上标准统计疗效:痊愈 16 例,显效 8 例,好转 5 例,无效 3 例,恶化 1 例。总有效率为 87.9%。

5. 典型病例介绍

例 1 闫××,男,54 岁,干部。左胸闷痛时发时止已历 3 年,曾经北京某医院诊断为"冠心病"。近 1 个月来,头晕有时兼失神发作,左胸闷痛加剧,睡眠不佳,偶有妄见妄闻,心悸不安,脉细弦带数兼有结代,舌质暗,苔薄腻。心电图:心率 92 次/分,频发室性期前收缩(早搏)。中医辨证:痰瘀阻络,清窍被蒙。诊断为"冠心病性脑病"。服治冠醒脑胶囊,每次 9 克,日服

3 次。服药 1 个疗程,症状减轻,又服了 3 个疗程,胸闷痛除,心悸大减,脉细带数无结代。心电图恢复正常。嘱其再服治冠醒脑胶囊 2 个疗程,以资巩固。

例 2　从××,女,57 岁,工人。胸闷胸痛,痛时牵及左肩背,时发时止,已历 5 年余。经某医院诊断为"冠心病"。1 个月前因逞强搬动重物晕厥一次,后又未得儿女之关照而心中怏怏。近 1 周来兴奋多动,动后神疲无力,或胸痛彻背,夜不安卧,舌苔薄,脉细弦。心电图提示前壁心肌梗死。中医辨证:胸阳不振,血行不畅,脉络痹阻,脑窍失聪。诊断为"冠心病性脑病"。服治冠醒脑胶囊,每次 9 克,日服 3 次。服药 1 个疗程后稍见好转,再服 2 个疗程,诸症基本消除,心电图提示前壁心肌梗死恢复期。嘱患者续服治冠醒脑胶囊,以善其后。

6.体会

冠心病性脑病属中医学"癫狂""厥证""眩晕""中风"等病范畴。其病因病机乃气虚血瘀挟痰,阻塞神明。现代医学认为属冠状动脉硬化:脉管腔狭窄引起心肌缺血、缺氧,从而降低心肌代偿功能。心脏不能向脑部输送足够血量,导致脑组织缺血、缺氧而引发的脑症状。治冠醒脑胶囊既能改善血液循环,特别是对微循环的改善,且能降低血中黏稠度,对血液中的固体物质有溶解作用及改善血管弹性。方中黄芪、党参补气,并能直接扩张血管,改善末梢循环;当归、川芎、郁金、赤药、丹参活血化瘀,并有扩张冠状动脉及改善脂质沉积作用;石菖蒲、半夏、陈皮、开窍豁痰理气;天麻息风定惊,能定晕厥。全方以益气活血化瘀、豁痰开窍、息风定惊为宗旨。血瘀得化,邪风得祛,清窍开,脉络调和,血流通畅,神明自安。故疗效较为满意。

七、试论老年性精神病

老年性精神病(senilc psychosis),又称老年期痴呆(senile dementia)。乃老年性脑萎缩所致的进行性脑器质性痴呆。以性格孤僻,情感淡漠,言语噜苏而重复;自私狭隘,易生暴怒,或无故打骂家人;甚至道德丧失,不知羞耻,当众裸体,性欲亢进;或独居暗室,闭门不出,或终日卧床,生活不能自理,或拾破烂视珍品等为主要表现。本文仅就其发病机制及中西医结合治疗的管窥之见,陈述于下。失当之处,敬祈斧正。

1.精神因素,病之前提

老年性精神病,其发病多因老年丧偶,鳏寡独居;或妇夫不睦,离异伤感;或经济拮据,忧愁焦虑;或亲人亡故,极度悲伤;或孩儿不孝,终日苦闷;或家庭不和,常生暴怒。凡此种种,往往是造成老年性精神病的先决条件。

研究者发现,这些人体内交感神经兴奋,会释放出大量调节人体血管收缩和舒张的血管活性物质;如当人焦虑时能释放大量肾上腺素;注意力过度集中于某项活动时,则会持续地分泌大量去甲肾上腺素。这类质通过血液循环调节机体,使人的代谢增强心肌耗氧量大大增加,以致血液不能上奉于脑。故造成不同程度的大脑皮质萎缩。中医典籍《素问·举痛论》云:"怒则气上……悲则气消,恐则气下……惊则气乱,劳则气耗,思则气结。"此即情志失常,气血逆乱,阴阳失调,精气不能上奉于神明之意也。

2.躯体因素,脏腑亏虚

65岁以后,大多数人的躯体和精神功能都发生慢进展的衰老现象,如视力、听力的减退,老视,毛发变白和脱落,皮肤发皱和萎缩。肌力减退,反射活动减弱。步态不稳,震颤,内脏功能失调。故一遇发病因素。则诸恙生焉。

据病理解剖者所见:老年性精神病患者的大脑于肉眼观察时,最显著的特点是由于脂肪和蛋白质的减少及水分丧失而体积变小、变轻,多在1 000克或以下。中医学认为,该病与五脏关系至密。张隐庵在《素问·五脏生成》篇云:"五脏之经血总属于心,五脏之气总属于肺……会于脑。"《医林改错》亦云:"灵机记忆在脑者,因饮食生气血,长肌肉。精汁之清者,化而为髓……"。这就是说,五脏之精气上行以养其脑也,故五脏虚亏,精气不能营于脑,久之则体积可能变小。这与现在医学之论极相吻合。

分而言之,如心,孙沛云:"神,即心之精气,心生血,主宰各脏,为人之神明,因有精气藏于心也。故性动而灵,脑赖心血养之,故能为心所用。"若脑失心血所养,久则可损及脑也。

次如肺,魄源于肺。《素问·六节脏象论》云:"肺者……魄之处也。"肺气通于脑,悲伤肺,肺伤故可上及脑也。

再次如肾,肾主,生髓,通于脑。《灵枢·海论》云:"脑为髓之海。"《素问·五脏生成》篇亦云:"诸髓者,皆属于脑。"故惊恐伤肾,或心阳下劫肾阴,致肾精匮乏,不能上营于脑,脑髓失充,则疾生焉。

再次如肝,因肝经"交巅入脑",故肝与脑关系极为密切。《脉要发挥》云:"《黄帝内经》所谓肝病,实该脑病言之,故云肝为将军之官,然实包括忧郁愁恨神经过敏,诸七情方面事,其病与脑息相通。"此即情志伤肝,肝失疏泄,郁怒化燥,循经上逆,波及于脑也。

再次如脾,《灵枢·五癃津液别》云:"五谷之津液和合而为膏者,内渗入于骨空,补益脑。"可见,脑髓充盛,思维敏捷,记忆力强,有赖于后天之本脾的功能,故思虑伤脾,化源不足,可伤及于脑也。

3. 治疗宜早,切忌姑息

老年性精神病一旦形成,则治愈较难,但如能极早诊断和治疗,是可能恢复的。笔者认为,首先应注意照顾及护理好患者,且予以精神安慰、体贴关怀、说教开导、合理营养等。当然,药物治疗更不可忽视,中西药物并举,往往疗效较为满意。西药可据症选用安定、硝基安定、奋乃静等,但用量宜小。盐酸吡硫醇即脑复新、细胞色素 C 等亦可选用。中医治疗,常法有七,简述如下。

(1)养血安神法:七情内伤,阴血暗耗,不能上营于脑,以致精神失常。症见失眠头晕,心悸健忘,情绪不稳,对人冷漠,甚至对亲人漠不关心,面色不华,唇色淡,脉细弱。治宜《和剂局方》四物汤(当归、白芍、川芎、熟地黄)加酸枣仁、远志、柏子仁、茯神等。

(2)补益肺气法:久咳久喘耗伤肺气,加自悲孤独等情志所伤,致魄乱及脑。症见神疲少气,咳喘无力,气短声怯,自汗畏寒,言语噜苏,生活习惯刻板,对家人缺乏感情,舌质淡,脉虚弱。治宜《和剂局方》四君子汤(党参、白术、茯苓、甘草)加黄芪、黄精等。

(3)填精补肾法:年老体衰,或久病伤肾,或情志内伤,或过服温燥劫阴之品,暗耗肾阴,以致脑髓空虚。症见记忆减退,遗忘失物,精神衰退,动作幼稚,终日卧床,口齿不清,言语杂乱,腰膝酸软,形体消瘦,咽干舌燥,五心烦热,盗汗颧红,舌红少苔而干,脉细数。治宜钱乙六味地黄汤(熟地黄、茯苓、山萸肉、丹皮、泽泻、山药)或《医宗金鉴》知柏地黄汤(熟地黄、茯苓、山萸肉、丹皮、泽泻、山药、知母、黄柏)均可。

(4)交通心肾法:久病、劳倦、房室不节,损伤心肾之阴,或五志过极,心火亢盛,下汲肾阴,以致心肾不交,水火不济,脑髓不充。症见虚烦不眠,心悸健忘,甚至不能正确回答自己姓名、年龄,不知羞耻,或当众裸体,性欲亢进,甚至发生违法行为,咽干,腰膝酸软,或潮热盗汗,舌红少苔,脉细数。治宜《伤寒论》黄连阿胶汤(黄连、黄芩、芍药、鸡子黄、阿胶)。

(5)疏肝解郁法:情志郁结,郁怒伤肝,上及于脑。症见急燥,言语噜苏而重复,多疑妄想,或收集杂物视作珍宝,脉弦。治宜《景岳全书》柴胡疏肝散(柴胡、炙甘草、枳壳、芍药、川芎、香附),可加郁金、石菖蒲等解郁开窍之品。

(6)滋补肝肾法:七情内伤,劳伤精血,或久病不愈,耗损肝肾之阴,以致不能上奉于脑。症见头晕目眩,健忘失眠,耳鸣如蝉,咽干口燥,腰膝酸软,精神衰退,或终日卧床,不与人交往,生活不能自理,舌红少苔,脉细数。治宜《医极》杞菊地黄丸(熟地黄、枸杞子、菊花、山萸肉、山药、泽泻、茯苓、丹皮)或《柳洲医话》一贯煎(北沙参、麦冬、当归、生地黄、枸杞子、川楝子)。

(7)益气健脾法:饮食失调,或劳倦损伤,或情志伤肝,肝乘于脾。或思虑伤脾导致脾胃虚弱,气血生化不足,以致髓海失盈。症见食少纳呆,或进食不知饥饱,食后腹胀,大便溏薄,少气懒言,或举止失常,神志呆滞,反应迟钝,神思恍惚,感情衰退,秽洁不知,消瘦,面色萎黄不华,舌淡苔白,脉缓弱。治宜四君子或《医学正传》六君子汤(人参、茯苓、白术、炙甘草、陈皮、制半夏)。

4.病案举例

洪××,男,65岁,农民,1984年10月6日初诊。精神异常,已历3个月,曾做CT扫描显示大脑皮质轻微萎缩,被诊为老年期痴呆。近半月来,症状颇剧。就诊时,患者外貌苍老,形体消瘦,皮肤干燥多皱,发白如雪,两颧潮红。家人言:患者终日卧床,闭门不出,言语噜苏而重复,或说孩儿不孝,常因琐事而打骂家人,动作幼稚,不知羞耻。自言腰膝酸软无力,咽干舌燥,盗汗,舌红少苔,脉细数。证属肾阴亏虚,脑髓失养。治宜填精补肾益髓。药用六味地黄汤,每日一剂,水煎服。口服脑复新,每次0.2克,日服3次;细胞色素C每日30毫克,加25%葡萄糖注射液40毫升一次静脉注射,1个月后改为每日15毫克一次肌内注射。躁动打骂甚时,加服安定,每次2.5毫克,每日3次。治疗半年,上述诸症基本消失。唯性格孤僻、任性,遂停用细胞色素C、安定,仍给脑复新、六味地黄丸常服以资巩固。随访1年,未再复发。

八、强力脑心康胶囊治疗脑衰综合征62例

脑衰综合征(asthenic syndrome)是脑动脉硬化性精神病的早期阶段。主要症状是头昏及眩晕,并伴有头响、耳鸣及非持续性的多以枕部及额部为重的头部钝痛。有些病人还感到走路不稳,甚至有失去平衡之感。大部分病人有睡眠表浅,易醒,醒后长久不能再入睡及明显的易疲劳感和注意力难以集中,情感脆弱,极易伤感,或无故的忧虑、抑郁、焦虑、苦闷或悔恨等表现。属于中医学的"眩晕""善忘""头痛""郁证""不寐"等病症。临床多有高血压、脑动脉硬化病史。本病多见于50～60岁以上的人,40岁以上亦有发病者,男性略多于女性。近年来笔者用强力脑心康胶囊治疗脑衰综合征62例,疗效满意,现介绍如下。

1.临床资料

本组62例脑衰综合征病人均是门诊治疗的病人。其中男性38例,女性24例;年龄在40～50岁21例,51～60岁35例,60岁以上6例。

体格检查:本组62例中眼底动脉硬化者28例,全部病例皆有不同程度的高血压病史。血液检查:血胆固醇、血脂均高于正常范围。脑血流图检查:均显示脑动脉硬化的图形。

2.诊断标准

本组62例均参考《精神病学》(沈渔邨主编,人民卫生出版社出版,1980年10月第1版)脑动脉硬化时的精神障碍的诊断标准进行诊断。

3.治疗方法

强力脑心康胶囊(为我院自制药)主要由人参、三七、远志等共为细

末,分别装入0号空心胶囊内制成。用法:一次5粒,一日3次,空腹温开水送服,1个月为一疗程。

疗效评定标准:痊愈,服药1~3个疗程,临床症状全部消失,体格检查、血液检查及脑血流图检查均恢复正常者;显效,服药1~3个疗程,临床症状基本消失,体格检查、血液检查及脑血流图检查均有明显好转者;有效,服药1~3个疗程,临床症状部分消失,体格检查、血液检查及脑血流图检查均有一定好转者;无效,服药1~3个疗程,临床症状、体格检查、血液检查及脑血流图检查均未见明显改善者。

4. 结果

痊愈57例(91.93%),显效2例(3.22%),有效2例(3.22%),无效1例(1.61%)。总有效率为99.98%。

5. 验案举例

周××,男,46岁,干部,初诊日期为2011年4月26日。患者素嗜好烟酒,即往有高血压病史6年余。近1年来因讼事不平而心情烦乱,情绪不稳,记忆力明显下降,时常头昏、头晕,或觉走路如醉酒一样,睡眠较差,甚则彻夜辗转反侧,屡经中西医治疗,获效甚微。近因头昏加重而来就诊。刻下见患者表情忧郁,面色不泽,舌苔薄微腻、质淡紫,脉弦涩。体格检查:眼底动脉硬化Ⅱ级;血压160/110毫米汞柱。血液检查:血清总胆固醇(TC)7.3毫摩尔/升,甘油三脂(TG)1.98毫摩尔/升。脑血流图检查:① 主峰角变钝;② 重搏波降低。西医诊断:脑动脉硬化性精神病-脑衰综合征。中医辨证:瘀血阻络。治以畅通血脉,补益心脑。方用强力脑心康胶囊,一次5粒,一日3次,空腹温开水送服。同时给以怡情调治,并嘱其戒除烟酒,适当劳作,坚持参加体育锻炼,少吃油腻,多吃蔬菜、水果及含碘丰富的食物。治疗1周余,情绪好转,续治月余,诸恙皆愈。体格检查、血液检查及脑血流图检查皆恢复正常。又嘱患者于每年冬月服上药一疗程,以预防复发。随访5年,身体健康。

6. 体会

脑动脉硬化性精神病是中老年人常见的精神病之一。其发病的根本原因是不同程度的脑动脉硬化引起脑组织器质性改变所致,且病程缠绵。中医认为久病多虚,久病多瘀,故虚瘀共见者颇多。强力脑心康胶囊,以人参、三七为主要成分,虚实兼调,畅达血脉,同时又辅以远志等益智、解郁、安神之品,且专攻以脑动脉硬化性精神病的早期阶段,故收桴鼓之效。

九、中西药电针心理疗法治疗脑血管性痴呆临床研究

脑血管性痴呆,多见于老年患者。临床表现以记忆力减退、表情淡漠、呆滞或欣快感、精神恍惚、抑郁或人格改变等症状。近年来我们应用中西药电针心理疗法治疗,并与西医常规治疗做对照观察,现报告如下。

(一)临床资料

设治疗组与对照组。两组共 168 例,均参考美国精神病学会诊断标准和日本长谷川简易痴呆调查表以及 1990 年 5 月中华全国中医学会老年医学会和全国中医学会内科学会在北京召开的全国老年痴呆专题学术研讨会修订的诊断标准予以确诊。

1.一般资料

治疗组 108 例中,男 60 例,女 48 例。年龄 48～80 岁,平均 66.5 岁。对照组 60 例中,男 40 例,女 20 例。年龄 48～79 岁,平均 65.8 岁。治疗组既往有高血压病史 82 例,其中病程<5 年者 26 例,5～10 年者 25 例,11～20 年者 20 例,>20 年者 11 例,最长 33 年。合并冠心病者 33 例,其中陈旧性心肌梗死 6 例。曾患脑血栓 28 例,脑出血 4 例。

168 例中,发病后 7～20 天入院 61 例,20 天以上至 6 个月入院 56 例,半年以上至一年半入院 51 例。

治疗组与对照组在年龄、病程、兼症、合并症及入院时间上无显著差异。

2.症状体征及并发症

入院时均有记忆减退,以近记忆力减退为主,远期记忆力减退 35 例;伴兴奋躁动 59 例;欣快感 25 例;幻觉妄想 21 例;思维迟钝、联想困难、定向障碍 72 例;伴半身不遂 38 例。兼肌肤失荣、面色憔悴或苍老 31 例;言语謇涩或迟钝 34 例;步履觉重、四肢麻木或颤抖 20 例;耳鸣耳聋 22 例;食量大 20 例;拒食 11 例;食欲不佳 16 例;大便干结 22 例;口干渴 26 例;舌质紫或暗

红或淡暗 77 例;苔薄白或白腻或薄黄。脉弦细滑或沉数或沉涩或濡。

(二)治疗方法

按入院先后,将病人随机分为治疗组和对照组。

1.治疗组

(1)中医治疗:辨证分为以下 9 型治疗。

1)痰火扰心:心中烦躁,躁扰不宁,痰黄黏稠,气急喘满,夜不入眠,意识障碍,不识家人,言语错乱,舌质红绛、苔黄厚腻,脉弦滑数。治宜清热化痰,开窍安神。方用《千金要方》温胆汤加减:半夏 12 克,陈皮 15 克,茯苓 30 克,竹茹 30 克,黄连 10 克,黄芩 10 克,栀子 10 克,胆南星 12 克,海浮石 20 克,石菖蒲 10 克。同时配用自拟治呆 1 号。共治疗 16 例。

2)肝气郁结:情感脆弱,极易伤感,易激惹,情绪抑郁,焦虑苦闷或悔恨,甚或欣快或呆滞或出现强制性哭笑,舌苔薄,脉细。治宜疏肝解郁。方用《局方》逍遥散加味:柴胡 12 克,当归 12 克,白芍 10 克,白术 15 克,茯苓 30 克,炙甘草 6 克,生姜 3 克,薄荷 9 克,郁金 20 克。同时配服自拟治呆 2 号。共治疗 13 例。

3)肝阳上亢:情绪易激惹,睡眠不佳,恶梦,易惊醒,头晕、目眩或耳鸣,头痛或头胀痛并伴有沉重感,易疲乏,注意力不集中,记忆力差,工作不能持久,甚或焦虑不安,恐惧或忧虑,或伴兴奋,烦躁,口干,舌质红,脉弦大,寸脉尤甚。治宜育阴潜阳。方用《医学衷中参西录》镇肝息风汤加减:生赭石 30 克,生石决明 30 克,生龙骨 30 克,生牡蛎 30 克,生龟板 20 克,怀牛膝 30 克,生白芍 12 克,玄参 30 克,天冬 15 克,黄芩 10 克,栀子 10 克,甘草 3 克。兼痰多、呕吐者加竹茹 30 克,胆南星 12 克;兼腰膝酸软、遗精疲乏、脉弦细者,则改用《温病条辨》大定风珠[白芍药 12 克,阿胶 6 克(另烊),生龟板 30 克,生地黄 20 克,火麻仁 9 克,五味子 12 克,生牡蛎 30 克,麦冬 15 克,鸡子黄 1 枚,生鳖甲 12 克,炙甘草 6 克];尺脉虚者,加熟地黄 20 克,山萸肉 20 克。同时配服自拟治呆 3 号。共治疗 16 例。

4)瘀血扰心:病程较久,血脉痹阻,气血不通,卒中发作,意识朦胧,精神错乱,兴奋躁动,一般维持时间不长,事后病人完全遗忘或只有部分回忆,少腹硬满,疼痛拒按,小便自利,大便色黑,舌质紫暗有瘀点,脉沉数或沉涩。治宜活血化瘀。方用《伤寒论》桃核承气汤:桃仁10克,大黄3～9克(后下),桂枝12克,甘草3克,芒硝3～9克(溶入药汁内服)。此方较为峻猛,症状好转后,改用《医林改错》癫狂梦醒汤加减(桃仁9克,柴胡9克,香附9克,赤芍10克,川芎9克,半夏9克,陈皮15克,丹参30克,当归12克,白术9克)。同时配服自拟治呆4号。共治疗10例。

5)痰湿内阻:神情呆滞,言语错乱,或喃喃独语,头目晕眩,食欲欠佳,胸闷腹胀,或呕恶,舌苔白厚腻,舌体胖,脉濡或滑。治宜燥湿化痰。方用温胆汤化裁:半夏12克,陈皮15克,茯苓15克,白术30克,青皮10克,香附12克,石菖蒲12克。同时配服自拟治呆5号。共治疗10例。

6)肝郁血虚:胸胁胀满,情怀不舒,烦躁易怒,思考、理解问题均感困难,遇事易惊,面色、指甲苍白,舌苔薄、质暗或淡,脉细。治宜养血舒肝。方用《古今医统大全》丹栀逍遥散加减:当归12克,白芍12克,白术15克,柴胡12克,茯苓30克,甘草6克,煨姜9克,薄荷10克,丹皮9克,生龙骨30克,生牡蛎30克,石菖蒲9克。同时配服自拟治呆6号。共治疗12例。

7)心脾两虚:言语错乱,思维贫乏,面色无华,神疲乏力,食欲不佳,失眠易惊,语声低怯,舌淡脉细。治宜补益心脾。方用《济生方》归脾汤:人参10克(另炖),白术20克,黄芪30克,甘草3克,木香10克,龙眼肉15克,酸枣仁15克,远志12克,茯神30克,当归10克。同时配服自拟治呆7号。共治疗10例。

8)肝肾阴亏:精神萎靡,被害或嫉妒妄想,目光晦暗,面色憔悴,言语迟钝,步履沉重,四肢麻木或颤抖,头晕目眩,耳鸣耳聋,手足心热,两颧潮红,盗汗,舌红无苔,脉细数。治宜滋补肝肾。方用《小儿药证直诀》六味地黄丸,一次9克,一天3次,温开水送服。同时配服自拟治呆8号。共治疗11例。

9)髓海空虚:近期记忆明显减退,思维迟钝,联想困难,定向障碍,工作能力下降或伤失,或生活不能自理或并发脑卒中。面色苍老多皱,步态不稳,言语颠倒,毛发失荣,怠情喜卧,舌质淡,脉细弱。治宜填精补髓。方用《景岳全书》左归丸:熟地黄250克,枸杞子120克(炒),鹿角胶120克(敲碎炒珠),龟板胶120克(切碎),山萸肉120克,山药120克,川牛膝90克(酒洗、蒸熟),共为细末,炼蜜为丸,每丸重9克。一次9克,一天3次,温开水送服。同时配服自拟治呆9号,共治疗10例。

(2)西药治疗:全部病人皆选用维脑路通,每次300毫克,每日3次;γ-氨基丁酸,每次1克,每日3次。兼兴奋躁动、幻觉妄想者同时加用奋乃静,每次2~4毫克,每日3次;兴奋躁动甚者改用氟哌啶醇,每次2毫克,每日1~3次;睡眠障碍严重者加用舒乐安定,每次1~2毫克,睡前服;对于抑郁状态的病人,选用多虑平每次25毫克,每日2~3次,或阿米替林12.5~25毫克,每日2~3次。

合并感染者加用抗生素,血压持续在180/100毫米汞柱以上者加用复方降压片或硝苯地平片,或肌内注射利血平。

(3)电针治疗:所用电疗机为上海G6805-2A治疗仪。取穴:人中、神庭、合谷、印堂、百会、中院、三阴交、风池、地仓、足三里、内关、曲池、涌泉、太冲、阳陵泉。每次取2~4穴,每日1次,每次电针时间20~40分钟。其电流强度根据病人的适应能力而定。

(4)心理治疗:根据具体病人分别给予说教开导、释疑、指述、暗示、怡情、鼓励疗法、音乐疗法等。并配合语言、肢体功能训练等。

2.对照组

按神经内科及精神科常规治疗。其间均让患者辅以康复功能训练。

(三)疗效判定标准

按1990年5月中华全国中医学会老年医学会和中华全国中医学会内科学会在北京召开的全国老年痴呆专题学术会议上修订的疗效评定标准评定。

(四)结果

由附表4可见:治疗组天数较对照组天数平均少8.4日,治疗组痴呆症状基本消失,患者实际生活能力改善,康复水平提高明显,优于对照组,总有效率治疗组为93.52%,对照组为73.33%,经统计学处理,两组总有效率间差异有统计学意义($\chi^2=1.66,P<0.005$)。

附表4　两组总体疗效比较

组别	总例数	治疗天数			疗效/例(%)				总有效率/%
		最短	最长	平均	痊愈	显效	有效	无效	
治疗组	108	10	96	45.2	59 (54.62)	33 (30.55)	9 (8.33)	7 (6.48)	93.51
对照组	60	10	145	53.6	17 (28.36)	18 (30.00)	9 (15.00)	16 (26.66)	73.33

(五)结论

脑血管性痴呆,是由大脑动脉硬化引起,临床以神志痴呆、表情淡漠、呆滞或欣快感,或躁狂、肢麻震颤、头痛、头晕等为特点,属于中医学的"文痴""善忘""癫狂"等病症。是老年人比较常见的疾病,临床多有高血压、中风等病史,是临床中的疑难病症之一,目前对此尚无特效治疗。本组采用电针中西药心理疗法综合治之,使108例脑血管性痴呆患者总有效率达到93.52%。与国内西医疗法相比,本疗法疗程短、见效快、有效率高且价格低廉、简便易行。

本组108例脑血管性痴呆患者,均首先采用西医辨病,结合现代检查明确诊断,并选用与之相适应的西药;同时结合中医辨证分为9型论治,以达到去除病理因素(火、气、痰、瘀、虚),疏通脏腑气机,调整机体阴阳平衡的目的,又加用电针及心理疗法以更进一步增强疗效。因此认为:以上诸法,中西合璧,配合默契,相得益彰,效若桴鼓,且无伤身之弊。值得推广应用。

十、如何预防外出民工心理障碍

笔者常常遇到因外出打工而出现心理障碍甚至精神失常的病人。究其诱因有二:一是旅途心身疲惫;二是环境适应性差。现就如何预防上述问题的发生谈点个人的粗浅看法。失当之处,请指正。

1.预防"旅途性精神病"

有些民工在长途铁路旅行中,由于不了解铁路旅行安全知识,不注意休息而过度疲劳,睡眠缺乏,提防被窃而持续处于高度警觉状态。精神不健全的个别民工(非民工即其他乘客亦有发生)即可突然发生对周围环境的妄想性感知,草木皆兵,表现恐惧、焦虑,出现被害妄想,采取跳车逃跑或对邻座旅客的突然攻击行为。或向乘警揭发或请求保护,伴有明显自主神经系统症状,曾被称为"铁路性精神病"或"旅途性精神病",属于急性心因性妄想症。我曾接诊一位女性"旅途性精神病"患者,她在乘火车赴广州途中,因怕钱被偷,又担心被骗,而突然精神失常,打人毁物,被强行送来诊治。经住院治疗月余,方痊愈。

"旅途性精神病"一旦发生,随行人员应保持头脑冷静,并立即告知乘务员,以求协助寻找医生进行处理,若经久不能缓解,应下车送专科医院治疗。

预防:对于初次外出的民工,要进行出发前的有关长途铁路旅行安全知识的讲解,在乘车途中,始终保持冷静的头脑,适当饮水,注意休息。结伴而行者,可轮流休息及照看所携带物品,以防心身过度疲惫而诱发"旅途性精神病"。

2. 预防适应性障碍

有些民工刚到新环境不久,由于生活环境的改变不适应而出现适应性障碍。主要表现为以下几点。①抑郁心境:心情高兴不起来,对一切事物兴趣下降,甚至有绝望感,有时出现自卑、自责甚至自杀言行。伴有睡眠障碍、食欲减退、体重下降等。但抑郁程度较重性抑郁轻,不进展而逐步缓解,言行减少不明显,常伴坐卧不安、流泪、找人倾听内心痛苦等特征。②焦虑心境:患者突出症状为神经过敏、着急、紧张不安,有时出现心悸、呼吸短促等感觉。③混合情绪特征:突出的表现为抑郁和焦虑,或者与其他情绪症状混合存在。如出现矛盾观念、抑郁、愤怒反应和依赖性增强的表现。④品行紊乱:为青年适应性障碍患者的最常见症状。表现为侵犯他人的权利或违反社会常规和准则的行为。如斗殴、说谎、偷窃、莽撞开车、滥用药物与酗酒、过早开始性行为及各种违法行为等。⑤躯体主诉的适应障碍:患者突出的症状是头痛、背痛,或其他疼痛,或胃肠道不适、恶心、呕吐、厌食,或心悸、气促、肢体麻木、乏力等,但检查未发现有特定的躯体疾病,且症状持续时间不超过半年。

适应性障碍不论病程长短,起病缓急,预后是良好的。一般在改变环境或者应激因素消除后,精神症状可逐步缓解,不治自愈。如予以适当的医学干预,包括心理治疗或适当的药物治疗,则可加速症状的消失。患者适应能力可完全恢复,无后遗症状。我曾治疗一例云南傣族女性适应性障碍患者,她与我市一位打工仔结婚后返回家乡,蜜月期未尽,即出现情绪低落,甚至欲寻短见。给予心理疏导,适当加以针灸及药物治疗,2周而愈。

预防:①在外出前要充分了解所去目的地的详细情况,要有吃苦耐劳、抵御不良环境的思想准备。②要保持乐观的心情和对金钱不过分苛求的心理。③保持良好的人际关系,广交良友。④注意劳逸结合。⑤要有充足的睡眠和颇具营养的膳食。⑥积极参加文体及娱乐活动。

十一、关于中医心理学术研究方法科研设计问题管窥

中医心理学,既是心理学的一个分支,又是祖国医学宝库中的一部分,历史悠久,源远流长。其主要内容,是按照中医学的理论研究心理因素在疾病的发生、发展和诊断,治疗和预防疾病过程中所起的作用及其规律性。故对中医心理学的研究和发展有着十分重要的意义。今不揣陋,兹对中医心理学研究方法科研设计问题提出以下一些不成熟的设想,供大家讨论。

1. 文献学研究

文献学研究是中医心理学研究的基础工作。文献学研究包括两个方面,一是对古代文献的整理,二是对现在文献的整理,前者是文献学研究的主要工作。由于中医心理学起源甚早,在西周春秋时期已初具思想,下迄近代,散见于延绵数千年的历史古籍及医著医论之中,内容庞杂散乱,到目前为止,除董建华教授等编著的《实用中医心理学》外,别无其他类似专著。所以应当重视中医心理学古籍的整理工作。应组织一定的人力物力,花几年时间,系统整理,汇集编辑《历代中医心理学选编》,力求充分体现中医心理学的源流发展和中医学体系的全貌,更好地做到古为今用。同时,不应忽视现代文献的整理,特别是运用现代方法对中医心理学的研究,争取研究编写出版《中医心理学的实验研究》一类的书。在完成这两方面文献整理的基础

上编写《中医心理学》,其任务是搞清中医心理学的概念内容、作用、心理学间的关系等问题,从而彻底纠正历史因素造成的中医心理学体系认识的局限性和模糊性。同时,充分结合现代研究的成果,使中医心理学具有时代特色,并可作为中医院校的教材。总之,文献学研究的目的有二:①更好地为临床实践服务;②为现代科学研究服务。

2.临床研究

临床研究的主要任务是对传统的中医心理学内容进一步地验证,继承和发挥。

临床验证是我们发掘和继承中医心理学精华的根本保证,今后仍需继续进行这方面的工作,除用传统方法外,也可运用现代方法验证。

通过我们的临床实践争取创立一个新的中医心理学体系。所谓新的中医心理学体系,是与中医理论为核心的传统医学心理体系相对而言的。对此本人设想将中医心理学分为以下5个部分:心理的基础,心理致病,心理诊断,心理治疗,心理护理。

(1)心理的基础:中医历来以心为思之官,故有心主神明之说,《素问·灵兰秘典论》有"心者"君主之官也,神明出焉一说。《灵枢·本神》曰:"所谓任物者谓之心……因志而存变谓之思,因思而远慕谓之虑,因虑而远物谓之智"。即心为感知、情志、思维、意志等心理活动的脏器,同时,又有五神脏之说,且以情志亦为五脏所生,另有胆主决断等,皆是在心的主宰之下,五脏(及胆)参于了神智的功能。除此,脑髓与人的心理关系尤为重要,明代李时珍有"脑为元神之府"之说,汪昂、王清任等对脑髓皆有精僻之论。这些都说明中医心理学的基础乃五脏及脑髓也。

(2)心理致病:是指七情太过所引发的一类疾病。《素问·阴阳应象大论》有"怒伤肝""喜伤心""思伤脾""悲伤肺""恐伤肾"的论述,同时,《内经》有"形志苦乐"说。如《素问·血气形志》"形乐志苦,病生于咽嗌",意为操心用脑过度亦能导致生病。

另外,诚如《金匮要略》云:"奔豚病,从小腹起,上冲咽喉,发作欲死,复不止,皆从惊恐得之";《素问·举病论》"怒则气逆,甚则呕血";《东垣十书·溯洄集·中风辨》"凡人年逾四旬,气衰之际,或因忧喜忿怒伤气者,多有此疾";《沈氏尊生书·不寐》"心胆俱怯,触事易惊,梦多不详,虚烦不眠"等,皆说明了心理致病。

(3)心理诊断:是根据不同的情志异常来诊断疾病。因为情志异常可出现在许多不同病候之中,反映了脏腑气血的某种变化,如独语,每属心气虚,精不养神;狂言,常为心火炽盛。经旨有肝气虚为恐,实则怒;心气虚者悲,实则笑不休;及血有余则怒,不足则恐等,从而诊断提供了依据。

(4)心理治疗:是以一定理论体系为指导,帮助病人了解发病原因和有关因素,应用心理学方法达到解除症状和治疗疾病为目的。中医有治病"必先治神"之说,如《素问·宝命全形论》云:"一曰治神,二曰知养身",强调神的重要。中医学中,有关心理治疗的形式颇多,参阅各家之述,主要有说服理开导,疏泄导行,以情胜情,静志安神,怡悦开怀,心理暗示,以疑释疑诸法。(详略)

(5)心理护理:是把生理护理和心理护理有机地结合起来并且善于了解病人心理活动变化的规律,有的放矢地做好病人的思想工作,设法消除病人紧张、恐惧、忧虑、烦恼、忿怒等不良心情,帮助病人确立和保持乐观的情绪,树立战胜疾病的信心,积极与医护人员合作,力求在较短时间内取得最佳疗效。

关于心理护理的方法,《实用中医心理学》有"通过谈心,了解患者心理活动的特点""通过解释消除患者疑虑""通过说理开导调和病人情志""通过讲解使患者不信鬼神邪说""避免患者精神再不受不良刺激""帮助患者解决实际困难"6种方法,是值得我们借鉴的。

3. 现代手段的研究

中医心理学体系含有丰富的哲学思想,应用现代手段研究中医心理学能更清楚地厘清心理学之间的关系、心理学的作用等问题。如对七情的研究,有人报道,人愉快的时候,肺部、脑部血液循环状况良好,长寿老人多半是乐观的,80岁以上的老人中96%是乐观的,是富有人生乐趣的。再如美国两位医学家报道的45名性情不同的3组大学生,分别为A组(性情文静)、B组(活泼乐观)和C组(暴躁,喜怒无常),30年后发现C组患癌症、高血压、心脏病的占77.3%,而A组为25.2%,B组为26.7%,差异十分显著。这就迫切需要我们对此工作更进一步地研究和验证。这样,祖国医学宝库中的心理学体系将会得到科学的解释,并促进现代心理学的发展。

十二、高血压性精神障碍中医治疗体会

高血压病是中老年人的多发病、常见病。病人除血压超过正常范围,以及其他躯体症状外,有时伴发精神症状。根据临床表现,本病属中医学"眩晕""郁证""癫狂""痴呆"等病范畴。近4年来,笔者用中医辨证论治为主,治疗高血压性精神障碍30例,现报道如下。

(一)临床资料

1. 一般资料

本组30例,男16例,女14例;年龄50~60岁20例,61~72岁10例;治疗天数在10~80天,平均32天。既往有高血压病史,病程5年者5例,6~10年者10例,11~20年者8例,>20年者7例,最长者35年,其中合并冠心病6例。伴发精神症状15天者10例,15天±2个月者7例,2个月±半年者8例,半年者5例,最长者2年。

2. 诊断依据

发病前有高血压病史,在患高血压病的基础上,同时出现脑衰弱综合征,或出现焦虑、忧郁、意识障碍及幻觉妄想状态。症状的起伏与血压的波动关系密切。此外,排除同时合并其他精神病者。

3. 临床表现

头部不适,睡眠障碍,情绪易激惹者20例;注意力不集中,记忆力差者12例;焦虑不安、恐惧或忧虑者6例;产生死亡恐怖2例;幻觉妄想,冲动伤人者8例;表情呆板,思维贫乏者4例;定向力丧失,自制力缺乏者12例。兼症可见头痛、头晕、易疲劳、注意力不集中、心跳加快、心前区不适、饮食不香、腹胀、纳呆、呕吐、大便失常等。

(二)辨证分型及治疗

本组病例以辨证分型治疗为主,对个别病情较重,血压较高而又持续不降者予以西医对症治疗。

1. 辨证分型及治疗

（1）阴虚阳亢型（共10例）：平素肾阴不足，或忧郁恼怒，日久不平，肝失调达，气郁化火，耗伤阴津，水不涵木，以致肝阳逆抗，侵犯神明，以阴虚为主。症见在高血压病初期头昏、头痛，或头部胀痛并伴有沉重感为主，眩晕或耳鸣。情绪易激动，入睡困难、睡眠不安，做噩梦，易惊醒，易疲乏，注意力不集中，记忆力差，工作不能持久，舌红少苔或无苔，脉细数或细弦。治宜养阴平肝安神。药用熟地黄、怀山药、山萸肉、枸杞子、何首乌、女贞子、旱莲草、菊花、生龙骨、生牡蛎、夜交藤、合欢皮等。若伴消瘦、两目干涩、五心烦热，酌加生地黄、龟板、知母、黄柏等；若心率加快、心前区不适，酌加聚仁、远志、柏子仁、丹参、磁石、朱砂等；若肾阴亏虚而肝阳化火，扰乱心神，神魂不安，或急躁易怒，加生地黄、龙胆草、黄连、黄芩、丹皮等。

（2）肝气郁结型（共6例）：病由情志所伤，心肝气郁。症见在高血压病初、中期病人因过分地注意自己的病情，或对脑卒中发作感到恐惧，甚至产生死亡恐怖、焦虑，因而表现焦虑不安，恐惧或忧虑，甚至产生死亡恐怖或疑病观念。并见腹胀纳呆、嗳气，或伴呕吐、大便失常。女子可表现月事推迟或不行，舌苔薄腻，脉弦。治宜疏肝理气解郁。药用柴胡、枳壳、香附、郁金、青皮、紫苏梗、川芎、白芍、甘草等。若血压升高，出现明显发作性的焦虑和忧郁，同时伴有兴奋、烦躁不安，加用川楝子、生龙骨、生牡蛎、石决明、珍珠母等；若郁久化火，性情躁怒，口苦目赤，舌红，加丹皮、栀子、夏枯草，清泻肝火；若日久气病及血，导致血瘀，表现兼有胸胁胀痛、刺痛，女子经阴不行，心烦，酌加当归、桃仁、丹参活血通络之品。

（3）痰瘀阻窍型（共10例）：高血压病日久不愈，或素体痰盛，复因忧思恼怒，气滞血瘀，痰瘀互结，脑络闭阻，神志被蒙。症见忽然发病，以夜间为多。发作前数天可有头痛失眠、情绪不稳等症状。继而出现不同程度的意识障碍，可表现为朦胧状态、谵妄状态或精神错乱状态。同时可伴有恐怖性幻觉或片断妄想，甚至有自伤、伤人、精神运动性兴奋、冲动行为、语言不连贯、定向力丧失等。舌质或有瘀血点、苔黄腻，脉弦或弦涩。治宜祛痰化瘀开窍。药用黄芪、赤芍、丹参、郁金、石菖蒲、半夏、陈皮、茯苓、胆南星、远志等。若痰瘀化火,出现狂躁不安,自伤、伤人,定向力丧失,宜用安宫牛黄丸。

(4)肝肾亏虚型(共4例):高血压病晚期,肝肾不足,神失所养。症见精神萎靡不振、乏力,对周围事物缺乏兴趣,表情呆板,思维贫乏,反应迟钝,言语颠倒,动作缓慢,舌红无苔,脉细数。治宜滋补肝肾增智。药用珍珠母、生地黄、熟地黄、何首乌、当归、柏子仁、酸枣仁、枸杞子、山萸肉、胡桃肉等。伴有心气不足、心悸、气短,宜加五味子、党参等益气震慑之品。

2.对于个别血压较高而又持续不降者的治疗

发狂甚者4例,加用氟哌啶醇片每天2~6毫克。严重忧虑3例,加用多虑平每天75~100毫克。血压持续在180/120毫米汞柱以上者5例,加用硝苯地平片每天15毫克,分3次服。

(三)结果

30例中,痊愈(血压正常,精神症状及兼症均消失,定向力、自制力恢复,能胜任原来工作者)18例(阴虚阳亢型8例、肝气郁结型5例、痰瘀阻窍型5例);显效(血压基本正常,精神症状大部分消失,定向力、自制力大部分恢复,兼症明显好转者)7例(阴虚阳亢型1例、肝气郁结型1例、痰瘀阻滞型5例);有效(血压有所下降,精神症状及兼症有所好转者)4例(阴虚阳亢型1例,肝肾亏虚型3例);无效(血压、精神症状及兼症均无改善者)1例(肝肾亏虚型)。总有效率为96.7%。

(四)病案举例

刘某某,男,65岁,1986年12月5日初诊。患高血压病已历7年,常觉头晕、眼花、胸闷,半年前因妻子病逝后,颇感孤独,儿媳又常与其争吵,头晕、眼花及胸闷渐重。心悸,夜寐不安,忧愁,焦虑、烦躁恐惧,常常有大祸临头或濒死之感,病情常随血压而波动。脘腹纳呆,大便干,舌苔薄黄微腻,脉弦。检查:血压156/98毫米汞柱;眼底轻度动脉硬化。X射线:左室扩大。心电图:左室高电压;心尖部可闻及二级收缩期杂音。西医诊断:①高血压性精神障碍。②缺血性心脏病。中医辨证:肝气郁结,兼加痰火。治宜疏肝给予,化痰泻火,佐以养心安神。药用郁金15克,香附9克,枳壳10克,白芍

12克,当归12克,川芎9克,半夏12克,陈皮15克,黄芩10克,大黄4.5克(后下),生龙骨30克,生牡蛎30克,酸枣仁15克,丹参20克。药进7剂,腹胀除,睡眠安,诸症续有进步,又进12剂后,复查血压146/81毫米汞柱。X射线及心电图等皆有明显好转,诸症皆除。患者精神清爽,移居女儿家中调养。随访1年余,血压稳定,精神正常。

(五)讨论

治疗高血压性精神障碍,应以治疗高血压病为主,同时兼治其精神症状。通过笔者对本组30例高血压性精神障碍的治疗观察,发现高血压病初、中期多为本虚标实之症,高血压病晚期多为虚证或虚瘀共见。在笔者临床所见的4型中,阴虚阳亢型多见高血压病初期,以阴虚为主,其症状较轻,疗效较好,症状改善也较快;肝气郁结型及痰瘀阻窍型则多见于高血压病初、中期及中后期,以实证为主;肝肾亏虚型则多见于高血压病晚期,以虚象表现为主,或虚瘀并见,病程较长,疗效较差。另外,在辨证论治的基础上,对严重躁狂或抑郁型血压过高有持续不降者,及时配用西药对症治疗,使严重症状得到了及时改善。

十三、关注心理疾病,战胜抑郁症

当今,社会发展迅速,生活节奏快而多变,人与人之间高度竞争,人们在工作、学习和生活上承受的历力也越来越大,使心理疾病的发病率呈明显上升趋势。临床上最常见的心理疾病是抑郁症。春节前后,来我科咨询和就诊的抑郁症患者明显增多,其中大、中学生和中老年人占多数。但是,很多患者及其家属对这种常见的心理疾病却缺乏足够的认识,他们苦恼烦闷、心急如焚、不知所措,甚至不知道自己到底是怎么了。为此,提醒人们更应该高度重视抑郁症的识别和防治。

抑郁症,又称忧郁症,是一组以情感障碍为突出表现的心理疾病。一般规定一个人持续2周以上情绪低落,无法自行调节,就视为病理性抑郁状态。如果持续1~3个月情绪低落,不论何种原因都视为抑郁症。一般来讲,抑郁症有五大特征,即懒、呆、变、忧、虑。懒,就是没有原因的突然变得疲乏无力,懒散,甚至连日常生活、工作和家务都懒得应付;呆,即反应迟钝、动作减少、构思困难,记忆力、理解力下降;变,即性格比以往明显改变,甚至判若两人,精力和体力下降,自我感觉很差;忧,即忧愁、沮丧、悲观、意志消沉,并伴有食欲缺乏、体重减轻、睡眠障碍等,严重者万念俱灰,会采用极端的自缢方式以求解脱;虑,即整天坐立不安,一愁莫展,自卑自责,不知所措。如果忧郁不显著,则常以躯体不适为主症,称为"隐匿性抑郁症"。在此,提醒人们注意,如果躯体感觉不适却检查不出有任何器质性病变,建议去心理门诊咨询,以免延误病情。

需要明确的是,抑郁症不是精神病,和精神分裂症亦有本质区别。抑郁症中大部分是轻、中度患者,他们意识清晰,外表无异常,有良好的自知力,内心有强烈的忧郁性心理体验,感到痛苦,常主动要求诊治。抑郁症只是一种心理疾病(一般称为心理障碍)。

但是,抑郁症患者持续处于悲观痛苦、胡思乱想、自卑自责等无能无乐趣状态,为求自己解脱和不成为家人的累赘,往往选择自杀。自杀常成为抑郁症的第一个征象和最后一个症状。有研究表明,自杀者中60%左右患有抑郁症,没有任何一种疾病或精神病有如此高比例的自杀率。抑郁症常侵袭优秀人才。著名抑郁症专家史培勒说:"这种病往往侵袭那些最有抱负、最有创意、工作最认真的人。"我们所熟知的历史名人如牛顿、达尔文、林肯、丘吉尔等都患过抑郁症。英国王妃戴安娜一生中患过4次抑郁症,多次试图自杀,心理医生为她治疗了2年。著名台湾女作家三毛就死于抑郁症。所以,有人称抑郁症是"人类第一号心理杀手"和"世纪绝症"。

抑郁症的患病年龄正趋于年轻化,甚至少年化、儿童化。前来咨询和治疗者中大、中学生占很大比例。他们的共同特点是,学习认真,追求进步,责任心强,待人热情。一旦学习成绩稍有下降,付出得不到相应的回报,他们很容易陷入自责、自卑的悲观失望情绪中。中学生抑郁大多是因为学习压力大,大学生中因感情问题导致抑郁者也不在少数。中老年人患抑郁症的诱因很多,如工作紧张、社会生活繁重、人际关系不良、家庭生活压力大、夫妻关系不和、子女不孝等。另外,还有一部分人对自己、对过去和未来持消极看法,当事业和生活失败受挫,或与亲人生离死别,常会丧失心理体验,发展为抑郁症。

抑郁是一种不愉快的情绪体验。抑郁症不会传染家人,亦不会有过激冲动行为而危害别人。但是,有家族史者抑郁症的患病率明显较高。专业医生认为,抑郁症70%有遗传因素,30%是环境因素。所以,一个和睦、健康的家庭对孩子的成长很有帮助。

防治抑郁症最有效的办法就是预防它的发生。首先,要主动学习心理健康基本知识,对自己心理健康有一定程度的了解。全面健康的3个基本要素是:无躯体疾病,无心理疾病,具备社会适应能力。其次,要学习情商知识,提高情商水平。情商是一个人能够正确感受、理解、表达、控制和应用自己与他人相互关系的情感能力,要学会控制自己的情绪,克制冲动和延迟满足。人与动物的最本质区别就是人类有感情,而感情是无法用言语说清楚的。上一秒情绪激越,这一秒也许就是心平气和。俗话说得好,"退一步海阔天空""和气生财"。生活中,有很多人把"制怒"当作自己的生活准则,就是这个道理。再次,要了解自己的性格缺陷,维护心理健康,消除负性情绪。如:偏执性格缺陷者,具有多疑、敏感、以自我为中心的固执性格缺陷特征;循环性格缺陷者的突出表现是情绪忽高忽低;强迫性格缺陷者则拘谨、犹豫不决,过分追求完美,非常认真仔细,循规蹈矩,严格遵守时间,缺乏灵活性等。不同性格缺陷的人只有很好地了解自己,才能克服和改正这些缺陷。"人贵有自知之明",看似简单的一句话做到却不是那么简单。最后,要善于调节和转移自己的悲伤情绪。当遇到挫折,一定要正确面对,学会悲伤转移方法,转移自己的注意力,要保持精神放松,合理饮食,多做运动和体育锻炼。有一个简便可行的转移注意力办法,就是在手腕上套一个橡皮筋,一旦你想要或要做某件让你很苦恼的事情时,就拉一下橡皮筋让自己有痛感,这样就暂时中止了将要发生的思想或行为。另外,改善睡眠质量也是预防抑郁症的关键所在。抑郁症患者在早期常出现顽固性失眠,或者久治不愈,不明原因引起或长达数月的失眠。

目前,临床上常用的治疗抑郁症的方法主要有心理治疗、音乐治疗、针灸电疗、抗抑郁药治疗等。但是要因人因病而宜。轻度抑郁症患者可以用以单纯的抗抑郁药以外的治疗,而重症抑郁症患者则必须服用抗抑郁药治疗。抗抑郁药种类繁多,但不可乱服,服用任何抗抑郁药,都应当遵医嘱。抑郁症患者不论程度轻重,都应积极及时地到心理门诊找心理医生进行咨询和诊治,找到适合自己的治疗方案。

对抑郁症患者,一方面患者要积极主动求医,愿意与医生配合治疗;另一方面,家属要关心和照顾好患者,在医生和患者之间保持良好的联系。

抑郁症并不可怕,它是可以治好的。每位抑郁症患者都要相信心理医生,相信科学发展日新月异的今天,我们能够战胜抑郁症!

十四、癫痫证治述要

癫痫,俗称"羊痫风"。其特征为猝然昏倒,不知人事,手足搐搦,口吐涎沫,两目上视,或口中做猪、羊叫声,移时苏醒,时发时止,发无定时;小发作则表现为瞬间的神志模糊,可出现眼睛直视,一时性失神,口角抽动、吮嘴等动作。该症由先天因素和后天因素所诱发。先天因素,多由母体突受惊恐,导致气机逆乱或精伤而肾亏。后天因素,七情失调,脑部外伤,饮食不节,劳累过度,或患他病之后,造成脏腑失调,痰浊阻滞、气机逆乱,风阳内动所致。据其病理演变过程,辨证有痰火互结、风痰闭塞、痰瘀结阻、脾虚痰壅、气血两虚、心肾亏损等证型。前三者以实为主,后三者虚证居多。治疗应以豁痰顺气、平肝息风、通络镇痉、补脾祛痰、事心安神为原则。针对不同证型,分别采取相应治法。实证以祛邪为主,虚证以补虚为先,虚实相兼者以攻补兼施之法。约而言之,其治疗常规大法有 6 种。

1. 清热祛痰法

适用于痰火互结型。症见突然昏厥、抽搐吐涎、气粗息高或有吼叫,平素情怀不畅、急躁心烦、头痛失眠、咳痰不爽、口苦而干、便秘、舌红苔黄腻,脉弦滑数有力者。此型病理主要在于肝火偏旺,火动生风,煎熬津液,结而为痰,风动痰升,上扰于胸,心神被蒙。应用清热祛痰法,每可使癫痫发作次数减少,不同程度地减轻症状,或症状完全消失。至于间歇期虽如常人,但往往余邪未净,故仍须酌用此法;或间隔服药,以除其余邪。

《丹溪心法附余》中礞石滚痰丸即属清热祛痰治痫的代表方,由大黄、黄芩、礞石、沉香组成。笔者临床加减用之,莫不奏效。或用《济生方》之祛痰汤合《兰室秘藏》之龙胆泻肝汤加减,亦能见功。

2. 豁痰息风法

适用于风痰闭塞型。发作前多有眩晕、胸闷、泛恶、乏力等先兆,继则猝然昏倒,不省人事,抽搐吐涎,目珠上视,口眼㖞动,或伴尖叫与二便失禁,脉滑大,舌苔白腻。其病理主要在于风痰,故可应用豁痰息风法。若兼肝气郁结者,则当酌取疏肝理气之品。

《医学心悟》中定痫丸即为风痰而设,方由竹沥、石菖蒲、贝母、胆南星、半夏、姜汁、天麻、全蝎、僵蚕、茯神、丹参、琥珀、朱砂、远志组成,风痰闭塞者用之甚佳。临床尚可据症加减。

3. 逐瘀痰法

适用于痰瘀结阻型。发时头痛头晕,旋即发出叫声,抽搐吐涎,口面青紫,口干,每次发作多于夜间或阴雨天,舌质紫有瘀点,脉弦或弦滑。其病理主要在痰与血瘀互结,故可选用逐瘀化痰法。

《伤寒论》中大陷胸汤、抵当汤二方组合可作为逐瘀化痰之主方,然亦有以《医林改错》之龙马自来丹合黄芪赤风汤为主方者,临床当据症选用。身体壮实,偏有热者,用前方较妥;体质较差,或有脑外伤史者,用后方较宜。

4. 补脾祛痰平肝息风法

适用于脾虚痰壅型。癫痫大发作或小发作,不思食,头晕,乏力,脉浮弦滑,舌苔白。脾虚则痰易生,积久壅塞,则迷闭心窍而发为痫,然脾虚痰壅往往兼肝风为患,故应平肝息风兼取。

笔者自拟补脾祛痰汤,就是针对脾虚痰壅兼肝风者而设。由党参、绵黄芪、胆南星、清半夏、紫苏子、白术、茯苓、制附子、干姜、肉桂、嫩钩藤、生龙牡、灵磁石、珍珠母、生赭石组成。若兼有火者,可去附子、干姜、肉桂,加黄芩、大黄、黄连。兼呕恶者,宜加旋覆花。

5. 益气养血法

适用于气血两虚型。癫痫发作日久,发前头晕心悸,手足搐搦,发时突然昏厥,意识丧失,口中吐沫,醒后如常人,兼见两目干涩等症,脉细滑,舌质淡苔薄白少。其病理主要是气血虚弱,血虚风动,故治疗此证,当益气养血,乃治本之法也。

《医学入门》之滋阴宁神汤,可作为治气血两虚痫之主方,由当归、川芎、白芍、熟地黄、人参、茯神、白术、远志、天南星、酸枣仁、甘草、黄连、生姜组成。全方共奏滋阴养血、益气安神、清热化痰之功,乃治气血两虚痫证之良方也。

6.补心益肾法

适用于心肾亏损型。癫痫发作经年不瘥,健忘,心悸,头晕目眩,腰膝酸软,神疲无力,发时突然昏倒,神志昏愦,面色苍白,四肢抽搐,口中吐沫,二便自遗。出冷汗,继则发出鼾声而昏睡,移时苏醒,脉细弱,舌苔薄腻。其病理主要是痫证日久,心血亏损,肾气大伤。《素问·大奇论》云:"二阴急为痫厥",二阴即指手少阴心足少阴肾。故用补心益肾法可以收功。

《景岳全书》之大补元煎,可作为治心肾亏损痫之主方,由人参、炒山药、熟地黄、杜仲、枸杞子、当归、山茱萸、炙甘草组成。同时宜加白术、半夏、陈皮、胆南星、远志等健脾化痰,开窍安神之品,亦可加以紫河车等血肉有情之物,其效更佳。

十五、重刺长强穴联合多功能药磁治疗带治疗原发性癫痫12例

笔者重刺长强穴联合多功能药磁治疗带治疗原发性癫痫12例,疗效满意,现总结如下。

1.临床资料

12例均为门诊患者,男6例,女6例;年龄12~56岁;病程1~26年。参考《国际癫痫和癫痫综合征分类草案》(第16届国际癫痫大会讨论建议试用1985年西德汉堡)中的标准进行分类:其中全身强直-阵挛发作(大发作)5例,精神发作4例,失神发作(小发作)3例。

2.治疗方法

(1)长强穴针刺法:跪伏位取穴,选用26~30号、1.5~2寸(40~50毫米)毫针,常规消毒后,针尖向上与骶骨平行刺15~25毫米,不得穿刺直肠,防止感染;强刺激,针感以局部重痛胀为度,不留针,出针后务必捏挤针

孔使之出血。每周针一次,半年为一疗程。

(2)多功能药磁治疗带结构及其使用方法。①多功能药磁治疗带结构:为胡杰一研制,它分别有两个药袋槽及两药袋槽内的磁铁和用来固定两药袋槽的带子构成(已获得中国专利,其专利号为 ZL99238274.2)。②使用方法:首先将两个选好的治疗癫痫的药袋(其主要药物:明雄黄、醋芫花、胆南星、吴茱萸等)分别放入两药袋槽内,然后将其分别固定在神阙、命门及肾俞穴上即可。每 2 周换药袋一次。

3.疗效判定标准与治疗结果

(1)疗效判定标准:参照《最新国内外疾病诊疗标准》(陈贵廷、薛赛琴主编,学苑出版社,1991 年)中的"癫痫药物临床疗效评定标准的建议(草案)""药物试用临床疗效评定标准的建议"评定疗效。显效:发作频率减少 75%以上。有效:发作频率减少 50%以上。效差:发作频率减少 25%以上。无效:发作频率减少 25%以下。加重:发作频率增多(新药筛选疗效评定:发作频率减少 50%以上才算有效,效差者不应算在有效率内。观察时间至少 3～6 个月)。

(2)治疗结果:本组 12 例,显效 8 例,有效 3 例,效差 1 例。

4.病案举例

王某,男,55 岁,农民,1998 年 8 月 26 日初诊。20 年前因熬夜干活,次日又与家人生气后突然出现昏倒,不知人事,肢体抽动,两手握固,口吐白沫,约历时半小时后清醒。数日发作一次,或一日两三次,屡经中西药物治疗,效均不佳。脑电图:中度异常。即用本法治疗月余,发作间隔延长至20 天,继续本法治疗半年,发作得到控制。复查脑电图:基本正常。

5.体会

癫痫,由先天因素和后天因素所诱发。先天因素多由母体突受惊恐,导致气机逆乱或致精伤而肾亏。后天因素,多由七情失调,或饮食失节,或劳累过度,或患他病之后等,造成脏腑失调,痰浊阻滞,气机逆乱,风阳内动所致。现代医学认为原发性癫痫的病发机制十分复杂,至今未完全阐明。临床发作乃为大脑异常放电。长强,为督脉之络,督脉循行脊裹而行,直通大脑;又"为纯阳初始,使脏中生春阳正气,舒缓各部器官……"(《会元针灸学》）。有宁神镇痉、调理脏腑之功,善疗痫疾。

多功能药磁治疗带中的药物通过神阙、命门、臀俞部位的皮肤吸收及刺激而起到祛痰开窍、息风止痉、补益肾气的作用。现代医学研究证明,刺激神阙有兴奋大脑、强心以致改善循环的作用。故与长强穴合用可增强治痫疗效。

十六、活血化瘀法治疗脑血管性痴呆体会

脑血管性痴呆,可以神智痴呆、表情淡漠、呆滞或欣快感、头晕肢麻等为特点,属于中医学的"文痴""语言颠倒""癫狂""善忘"等病证。笔者运用活血化瘀法治疗 62 例,获效良好,现报告如下。

1.临床资料

本组 62 例均参考美国精神病学会中的诊断标准和日本长谷川简易痴呆调查表诊断标准进行诊断。男 36 例,女 26 例,年龄最小 36 岁,最大 68 岁;住院天数在 30～150 天,平均 68 天。全部病例均有中风先兆或中风病史。合并高血压 38 例,冠心病 18 例。其临床表现均有记忆减退,以近期记忆力减退为主,远期记忆力减退者 12 例;兴奋躁动,伴欣快感和哭笑无常者 22 例;多疑妄想(如被盗窃和被迫害等)8 例;思维迟钝,联想困难,定向力障碍者 18 例;伴有半身不遂者 15 例。兼症可见肌肤失荣,面色憔悴或苍老,言语謇涩或迟钝,步履沉重,四肢麻木或颤抖,耳鸣耳聋,食量大或拒食或食欲不佳,或大便干结,口干渴,舌紫黯或暗红或淡暗,苔薄白或白腻或黄厚或薄黄,脉弦细或数或弦细滑或沉弱。

2.治疗方法

根据脑血管性痴呆病机,以血瘀为主者,选用补阳还五汤加减;以痰火为主者,选用《千金要方》温胆汤加祛痰通络之品;以肝肾阴虚为主者,选用六味地黄汤合桃仁承气汤加减;以脾虚痰浊为主者,选用转呆丹加活血化瘀药物;以髓海不足为主者,选用笔者经验方(熟地黄、枸杞子、鹿角胶、龟板胶、山茱萸、何首乌、石菖蒲、郁金、紫河车、怀牛膝、茯神、丹参、鸡血藤);并根据具体病情,适当配合电针、心理疗法、语言及肢体功能训练等。

3. 结果

62 例中,基本痊愈(近事记忆基本恢复,能较正确判断时间,别人讲话能够理解,并能进行一般会话,能短时间走路,进餐基本自理,二便尚可,可干复杂家务者)15 例;显效(远事记忆尚可,对讲话、手势反复动作尚能理解,可讲极简单的话,帮助可用餐,能干极简单的家务者)20 例;有效(偶尔能回忆往事,能认识家人亲友,但说不出名字者)20 例;无效(症状体征无明显改善者)7 例。总有效率为 88.7%。

4. 病案举例

李某,男,50 岁,工人,以言语謇涩、多疑妄想、智力下降、右侧肢体活动不利 3 年,于 1986 年 10 月 9 日入院治疗。

患者于 10 年前因故诱发精神失常,言语错乱,行为离奇,曾在某省精神病院按精神分裂症治疗数年,效果不佳。近 3 年来,患者言语謇涩,多疑妄想,智力下降,记忆力减退,计算力差,有时找不到家门,右侧肢体活动不利,大便干。既往有滑精、脱肛、痔疮下血病史 10 年余,其间曾求诸中西医治疗,服药杂乱,均未获验。体检:T 36.8 ℃,P 87 次/分,R 16 次/分,BP 142/92 毫米汞柱,神志清楚,自动体位,表情呆滞,形体丰腴,面色灰黯,右侧鼻唇沟稍浅,言语欠流利,反应迟钝。右侧肢体活动不利,肌力Ⅳ级,肌张力增高,感觉减退。血常规、红细胞沉降率及肝功能均正常。头颅 CT 示左侧基底节内膝部血栓形成。舌质紫、苔黄、脉弦滑数。证属血瘀为患,阻蒙神明,故发癫狂。滑精、痔疮下血缠绵不愈,俾精血渐损,血虚肝阳化风,中于经络,肢体活动不利。中医诊断:①中风(阴血不足,肝阳化风,中于经络);②文痴(血瘀阻内,神明不用)。西医诊断:①左侧大脑中动脉血栓形成,右半侧轻瘫;②脑血管障碍性痴呆。治以滋肾益阴、活血化瘀之法。方用六味地黄汤合桃仁承气汤加减:熟地黄 15 克,山萸肉 10 克,怀山药 10 克,泽泻 10 克,丹皮 10 克,茯苓 30 克,桃仁泥 10 克,桂枝 12 克,生大黄 9 克(后下),玄明粉 9 克(溶入药汁内服),生甘草 6 克,紫丹参 30 克,石菖蒲 12 克,广郁金 24 克,水煎服。

服药 1 剂后,大便通下。遂予上方去大黄、玄明粉续服。同时服用槐角丸,每次 9 克,每日 2 次。

10剂服后,自觉头脑较清,精神转佳,表情亦有一定好转,舌质紫变浅,舌苔薄黄,脉弦细数。瘀血渐退,肾阴虚亏渐显,原方去桃仁、桂枝,加制首乌20克。

服10剂后,神情清爽,智力渐复,思维合理,滑精及痔血皆止,肢体活动接近正常,脉弦细,效不更方。以此方(停服槐角丸)共连服40余剂,并配合电针、语言及肢体功能训练等综合治疗后,患者行为、思维、肢体运动等基本恢复正常,生活自理,基本痊愈出院。

5.体会

脑血管性痴呆,是老年人比较常见的疾病,偶发于中年人,临床上多有中风病史。临床辨证可分为虚实两大类,虚证多因髓海不足,肝肾亏损,气血失荣;实证多责之于肝阳心火,痰湿气滞。然于虚实两类中,挟瘀血者属多,甚或以瘀血为主。故临床治疗活血化瘀至要。尽管属于虚证,在补髓填精、填补真阴之同时,亦不可忽视化瘀;当然,实证亦应于平肝息风、清心泻火、涤痰开窍之同时,适当选加活血化瘀药物。分别采用活血化瘀为主,或活血化瘀为辅以治之,收到了较好的疗效。

参考文献

[1]中医研究院.中医症状鉴别诊断学[M].北京:人民卫生出版社,1985.

[2]董建华,马朋人.实用中医心理学[M].北京:北京出版社,1987.

[3]李其禄.精神病的中医疗法[M].北京:中国中医药出版社,1994.

[4]胡杰一.胡杰一针灸临证五十六[M].北京:中国科学技术出版社,2000.

[5]中医研究院.针灸学简编[M].北京:人民卫生出版社,1978.

[6]杨甲山.针灸学[M].北京:人民卫生出版社,1997.

[7]胡杰一.金匮方临证便览[M].北京:人民卫生出版社,1996.

[8]王长虹,丛中.临床心理治疗学[M].北京:人民军医出版社,2001.

[9]沈渔邨.精神病学[M].5版.北京:人民卫生出版社,2009.

[10]高树中.中医脐疗大全[M].山东:济南出版社,1994.

[11]北京医学院.精神病学[M].北京:人民卫生出版社,1984。

[12]沈渔村.精神病学[M].2版.北京:人民卫生出版社,1980.

[13]江苏新医学院.中药大辞典[M].上海:上海科技出版社,1986.

[14]张明园.精神科评定量表[M].长沙:湖南科学技术出版社,1993.

[15]中华医学会精神科分会.中国精神分类与诊断标准[M].3版.山东:山东科学技术出版社,2002.

[16]朱进忠.中西内科症治述要[M].山西:山西人民出版社,1983.

[17]张锡纯.医学衷中参西录[M].2版.河北:河北人民出版社,1974.

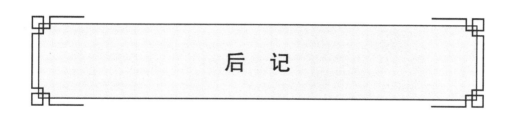

后 记

祖国医学,博大精深,源远流长,理、法、方、药较为完备,为历代医家所推崇。当今中医药的发展倍受重视,中医发展要遵循规律,传承精华,守正创新,推动中医走向世界。

中医精神病学是中医学的重要组成部分,历代医家为中医治疗精神病积累了丰富的经验,但由于时代和认识的局限,需要我们进一步加以整理和提高,使之适应新时代发展的需要。我从事中医精神科针灸治疗及心理咨询与治疗已近 20 年,且时常刻苦专研,探索实践,并广泛阅览和研读有关中医精神病学、针灸学及中医心理学的书籍,在精神科临床中积累了丰富的经验。如今编撰成册付梓出版,以期努力为中医药学的发扬光大做出贡献。

由于我们的学识水平所限,书中可能会有一些错误和缺点,殷切地希望广大读者给予批评和指正。

最后赋诗二首:

国医经典史来远,疗病丹方目类繁。

业道悬壶潜探索,临床神洒自成仙。

话疗开窍解心惑,本草称奇除病魔。

精准取穴神绪静,慈怀济世誉佛陀。

胡杰一

2022 年 3 月